Dr. Sandrine Sebban

Die Zauberkur

Wie Sie in 3 Monaten 10 Jahre jünger aussehen

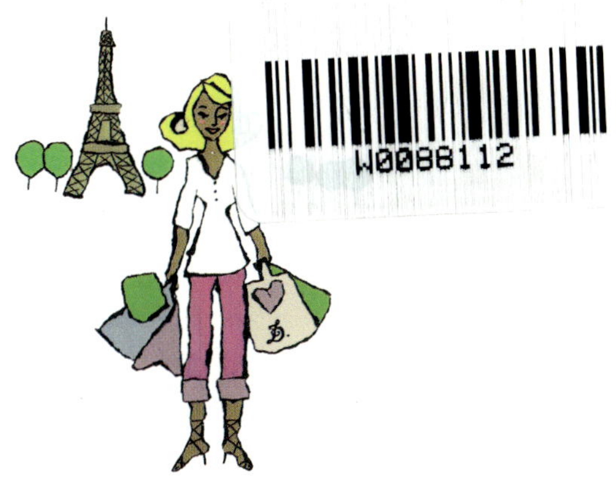

In Zusammenarbeit mit Catherine Roig

Illustrationen von Inès Dauxerre

Aus dem Französischen von Renate Weinberger

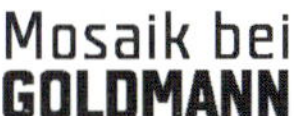

Alle Ratschläge in diesem Buch wurden von der Autorin und vom Verlag sorgfältig erwogen und geprüft. Eine Garantie kann dennoch nicht übernommen werden. Eine Haftung der Autorin beziehungsweise des Verlags und seiner Beauftragten für Personen-, Sach- und Vermögensschäden ist daher ausgeschlossen.

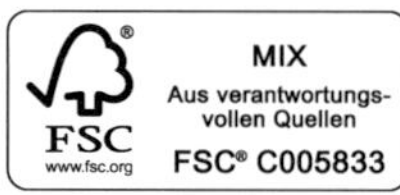

Verlagsgruppe Random House FSC-DEU-0100
Das für dieses Buch verwendete FSC®-zertifizierte Papier
Profibulk von Sappi liefert IGEPA.

1. Auflage
Deutsche Erstausgabe Februar 2011
Wilhelm Goldmann Verlag, München,
in der Verlagsgruppe Random House GmbH

Originaltitel: Gagnez 10 ans en 3 mois
Originalverlag: Éditions Jean-Claude Lattès
Umschlaggestaltung: Uno Werbeagentur, München
Umschlagillustration: Inès Dauxerre
Illustrationen: Inès Dauxerre
Unter Mitarbeit von Micheline Jérome
Redaktion: Kerstin Uhl
Satz: Barbara Rabus
Druck und Bindung: Těšínská tiskárna a. s., Český Těšín
CB · Herstellung: IH
Printed in the Czech Republic
ISBN 978-3-442-17187-3

www.mosaik-goldmann.de

Inhalt

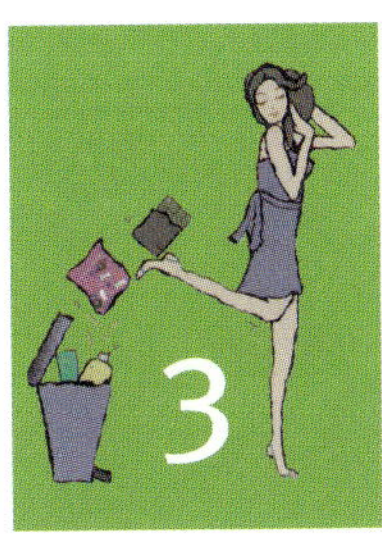

Ran an Energie und Vitalität

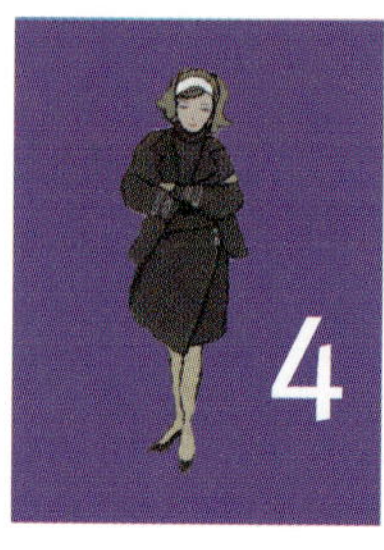

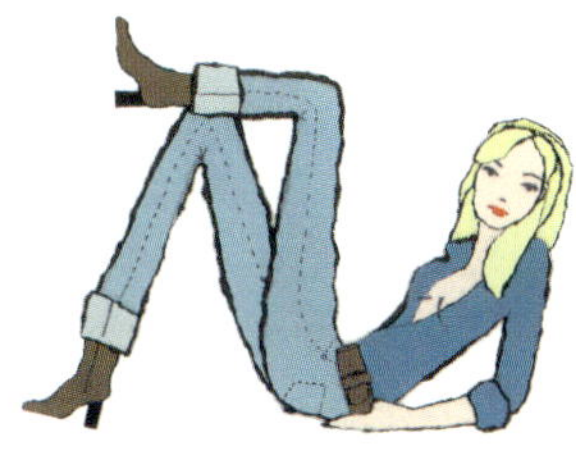

Vorwort

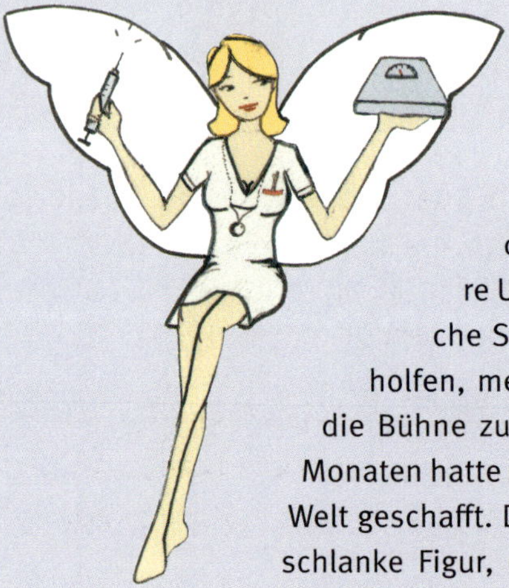

Dr. Sandrine Sebban ist mein Schutzengel. Ich kam zu ihr als Patientin, die einige Kilo abnehmen wollte. Ihre Art, das Problem anzupacken, ihre Unterstützung und ihre weibliche Solidarität haben mir sehr geholfen, mein Unterfangen schnell über die Bühne zu bringen. Innerhalb von drei Monaten hatte ich mein Übergewicht aus der Welt geschafft. Danach gefiel mir zwar meine schlanke Figur, doch meine etwas schlaffen Gesichtszüge und mein gesamtes Erscheinungsbild begeisterten mich noch nicht so recht. Die Generation unserer Großmütter tröstete sich mit dem Spruch: Bist du erst mal über 40, hast du die Wahl: dicker Po und volle Wangen oder aber kleiner Po und hohle Wangen. Doch ich wollte wie viele über 40-Jährige meiner Generation nur die Sahnehäubchen: maximal Jeansgröße 38 und das Gesicht, das ich mit etwa 30 gehabt hatte. Dr. Sandrine Sebban konnte diesen Wunsch nicht nur nachvollziehen, sondern unterstützte mich auch mit Rat und Tat. Sie hat Allgemeinmedizin, ästhetische Medizin und Ernährungswissenschaft studiert, nimmt weltweit an Kongressen zum Thema Anti-Aging teil und leitet entsprechende Fortbildungskurse für Ärzte.

Ihre Patienten in Paris und Los Angeles bewundern ihre Arbeit unter anderem auch deshalb, weil sie sie mit so viel Fingerspitzengefühl ausführt. Ihre Beliebtheit verdankt Dr. Sebban darüber hinaus der Tatsache, dass sie, im Gegensatz zu vielen ihrer Kollegen, Frauen zum Zwecke einer Verjüngungskur nicht Botoxspritzen oder dem Skalpell ausliefert.

Um auf meinen eigenen Fall zurückzukommen: Meinen Triumph über meine 43 Lebensjahre machte eine Freundin perfekt, die mich lange nicht gesehen hatte und der ich zufällig in einem Fahrstuhl begegnete. Sie begrüßte mich mit: »Bist du es wirklich? Du siehst ja um zehn Jahre jünger aus!« Was will ich mehr? 10 Jahre in 3 Monaten! Und damit war die Idee zu diesem Buch geboren, das auch anderen Frauen den Weg ebnen soll. Ein bisschen abnehmen, wieder mehr Energie an den Tag legen, sich anders kleiden und schminken, die Frisur verändern – das dauert nur einige Wochen. Doch es ändert alles. Jetzt sind Sie an der Reihe!

Catherine Roig

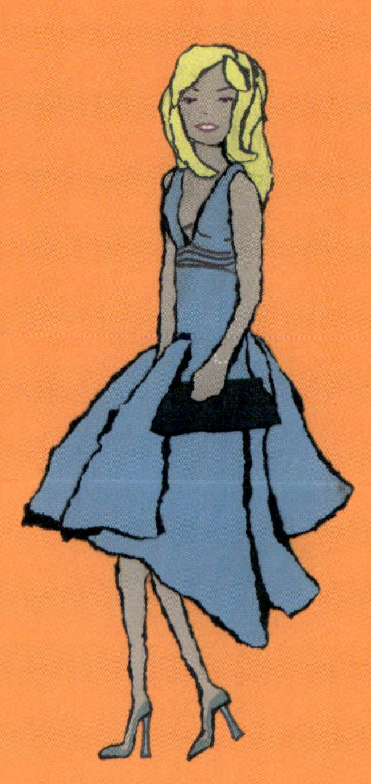

Wem nützt dieses Buch?

Allen Frauen, weil ...

... sich die Lebenserwartung der Frauen im letzten halben Jahrhundert um rund 20 Jahre erhöht hat.

... das, was zahlreiche Untersuchungen über das Altern lediglich in schnöden Zahlen präsentieren, tatsächlich gewonnene Jahre sind, die Frauen in vielen Ländern der Erde den Fortschritten in der Medizin und Hygiene sowie einer besseren Lebensqualität verdanken.

... sich 30-, 40-, 50-, 60- oder 70-Jährige gleichermaßen jung im Kopf fühlen können – voller Energie, Zukunftspläne, körperlicher und geistiger Vitalität.

... heute die Möglichkeiten bestehen, das ganze Vitalitätsspektrum zu bewahren oder wiederzuerlangen.

... manche Frauen diese Möglichkeiten kennen und nutzen, andere jedoch nicht – was einen gravierenden Unterschied ausmacht.

Worin liegt der Unterschied?

Der Unterschied zeigt sich im Vergleich zweier Nachbarinnen, beide um die 50 Jahre alt. Sharon wirkt wie eine 35-Jährige, während sich Yvette gut und gern bei den bereits 60-Jährigen einreihen könnte. Doch worin unterscheiden sich die beiden eigentlich?

Sharon ist schlank und voller Energie. Ihre glatte Gesichtshaut wirkt auf natürliche Weise lebendig, nicht etwa künstlich gestrafft. Ihre Kleidung entspricht ihrem Beruf als Moderedakteurin. Dabei erscheint Sharon keineswegs wie ein silikongefüllter Klon von Paris Hilton. Nein, sie zeigt einfach nur, wie viel Gesundheit, Sinnlichkeit und gutes Aussehen eine Frau in ihrem Alter ausstrahlen kann.

Yvette dagegen schleppt rund zehn Kilo zu viel mit sich herum. In ihr Gesicht haben sich zahlreiche Falten eingegraben, die ihm ein müdes Aussehen verleihen. Ihre Garderobe spiegelt ihr Dasein als aufopfernde Mutter wider. Ihr Anblick erinnert nicht im Entferntesten an Paris Hilton, sondern an eine vorzeitig alternde Frau, die rein gar nichts aus sich macht.

Jetzt werden Sie vielleicht einwenden: Kein Wunder, Sharon verfügt über viel Geld und Insiderwissen, was ihr dabei hilft, sich ihre jugendliche Schönheit und Vitalität zu bewahren. Doch heutzutage lässt sich mit (fast) jedem Geldbeutel dem biologischen Alter ein Schnippchen schlagen! Niemand braucht auf Gedeih und Verderb sein Heil in der Schönheitschirurgie zu suchen. Dieses Buch weist Ihnen einen machbaren Weg, jünger auszusehen und sich jünger zu fühlen, als Sie sind.

1 Ran an die Figur
Weg mit den Pfunden

Tragen Sie zu viele Kilos mit sich herum? Das wirkt sich nicht nur aus ästhetischer Sicht nachteilig auf Ihr Erscheinungsbild aus, sondern lässt Sie auch um Jahre älter aussehen. Ziehen Sie Bilanz und setzen Sie den Rotstift bei den Pfunden an, die im Lauf der Zeit still und leise Ihre Hüften erobert haben. Tipps, wie Sie eine Diät angehen und durchhalten, sowie die alltagstaugliche Drei-Phasen-Diät inklusive Ernährungsplan helfen Ihnen dabei.

Fallbeispiel

Caroline, 42 Jahre

Im vergangenen Jahr fühlte ich mich nach einer depressiven Phase so richtig mies. Ich hatte zugenommen und wusste kaum mehr, was ich anziehen sollte. Schließlich suchte ich einen Ernährungsberater auf, der mich als Erstes auf die Waage stellte. Das Ergebnis: 60 Kilogramm. Kein echtes Gewichtsproblem – aus medizinischer Sicht. Doch ich fühlte mich einfach nicht wohl in meiner Haut. Der Ernährungsberater entwickelte einen speziellen Diätplan für mich. Innerhalb von drei Monaten nahm ich sieben Kilo ab. Das half meiner Gemütsverfassung wieder auf die Beine, zumal jeder sagte: »Unglaublich, du hast eine Figur wie eine 15-Jährige.« Vielleicht lag das ja auch an den Jeans, die ich eine ganze Zeitlang nicht zu tragen gewagt hatte. Zwei nicht zu unterschätzende Vorteile kamen hinzu: Ich geriet nicht mehr so rasch außer Puste und ermüdete generell nicht mehr so schnell. Kurz gesagt: Ich fühlte mich, als sei eine gewaltige Last von meinen Schultern gefallen!

2 Ran an die Cellulite

Strategien gegen unschöne »Dellen«

Hat sich Cellulite auf Ihren Oberschenkeln und Ihrem Po breitgemacht? Dann rücken Sie dieser Orangenhaut mit ihren höchst unattraktiven Dellen schnellstens zu Leibe. Wie? Es gibt einige Strategien, mit denen Sie das Problem erfolgreich in Angriff nehmen können.

3 Ran an Energie und Vitalität

Geheimnisse des Anti-Agings

Sie nehmen ab, und Ihre Figur kann vielleicht am Ende sogar mit der von Demi Moore konkurrieren. Doch was haben Sie davon, wenn Sie beim Treppensteigen schon im ersten Stock nach Luft ringen? Sie fühlen sich wie 80? Ihnen mangelt es an Energie und Vitalität? Wie Sie diese inneren Motoren wieder auf Trab bringen, erfahren Sie in diesem Kapitel. Darin finden Sie auch Ratschläge, welche Nährstoffe den Verjüngungsprozess unterstützen und was es mit den sogenannten Anti-Aging-Substanzen auf sich hat. Auch Ihr Nährstoffspiegel und die Möglichkeit, ihn zu messen, kommen zur Sprache. Und nicht zuletzt gibt's Tipps zum Thema Sport – ohne körperliche Bewegung laufen Ihre äußere und innere Form schnell wieder aus dem Ruder.

Fallbeispiel

Marie, 64 Jahre

Seit Jahren achte ich darauf, meinen Körper ausreichend mit Antioxidantien zu versorgen. Auf Empfehlung meines Arztes nehme ich täglich 1000 Milligramm Vitamin C. Zweimal im Jahr mache ich eine zweimonatige Kur mit Omega-3-Fettsäuren-Kapseln, wobei sich für mich persönlich eine Dosierung von 1000 Milligramm pro Tag als optimal herausgestellt hat. Was mich aber vor allem in Topform hält und es mir ermöglicht, mein strammes Arbeitsprogramm als Restauratorin durchzuziehen, ist regelmäßiger Sport. Mein Pilatestraining, dreimal in der Woche eine Stunde, möchte ich unter keinen Umständen missen. Es sorgt dafür, dass ich gelenkig und beweglich bleibe – sogenannte Altersbeschwerden kenne ich überhaupt nicht.

4 Ran ans Erscheinungsbild

Schick von Kopf bis Fuß

Machen Sie doch gleich mal den Test und ziehen Sie folgende Kleidungsstücke an: Schottenrock, Mokassins sowie marineblauen Pullover, und dann schmücken Sie sich noch mit einem Haarband oder -reifen. Stellen Sie sich vor den Spiegel. Was sehen Sie? Garantiert eine Frau, die mindestens zehn Jahre älter ist als Sie! Was haben Sie bloß getan? Nichts anderes als ein »omahaftes« Aussehen hervorzurufen. Nun ziehen Sie sich um: Hüftjeans, Stiefeletten, ein enges T-Shirt und eine taillierte Veloursjacke. Noch etwas Gloss auf die Lippen und ab zu

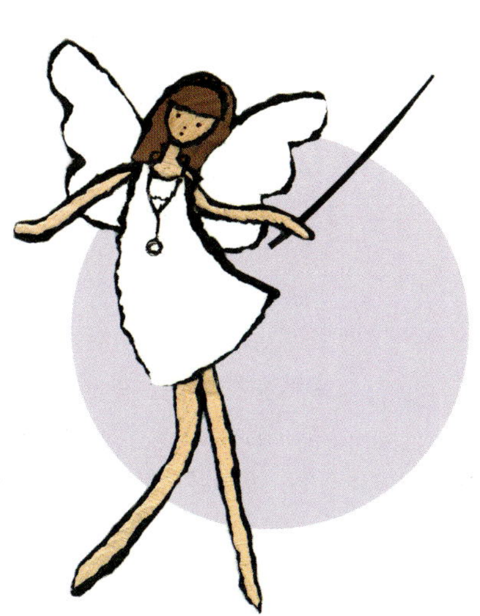

einem Friseur, der seinen Namen auch wirklich verdient. Erneuter Blick in den Spiegel. Wie sehen Sie nun aus? Garantiert nicht wie eine Oma, sondern um viele, viele Jahre jünger. Das nennt man Anti-Aging im Schnellverfahren. Zehn Jahre mehr oder weniger, das haben Sie so innerhalb von ein, zwei Stunden am eigenen Leib getestet. Informieren Sie sich in diesem Kapitel, wie Kleidung, Frisur und Make-up Sie bei Ihrem 10-Jahre-jünger-Programm unterstützen. Das Grundprinzip ist ganz einfach: Bleiben Sie nicht bei dem Outfit hängen, das vor 20 oder noch mehr Jahren Ihr Favorit war!

Fallbeispiel

Muriel, 37 Jahre

Lange Zeit war ich ein Fan von weiten Jeans und schwarzen T-Shirts, deren Schnitt an einen Müllsack erinnerte. Damit brachte ich meine modebewussten Freundinnen immer wieder zur Verzweiflung. Eines Tages verpassten sie mir kurzerhand ein »Modetraining« und schleppten mich von einer Boutique zur anderen. Ich musste tonnenweise Klamotten anprobieren und mir 1001 Mal anhören, welch eine Schande es sei, »einen so schönen Körper« zu verstecken. Weich geklopft, kaufte ich eine Cargohose, eine schmal geschnittene Jacke im Military-Look, einen sexy Pullover und einige Stiefeletten. Als mein Mann am Abend nach Hause kam und mich in meinem neuen Outfit sah, staunte er Bauklötze. Meine Freundinnen ließen mir keine Ruhe, bis ich auch noch zum Friseur ging. Der kürzte mir die Haare, um meine wilde Mähne zu bändigen, und peppte sie mit mahagonifarbenen Strähnchen auf. Selbst meine Mutter bestätigte mir: »Du siehst viel jünger aus!«

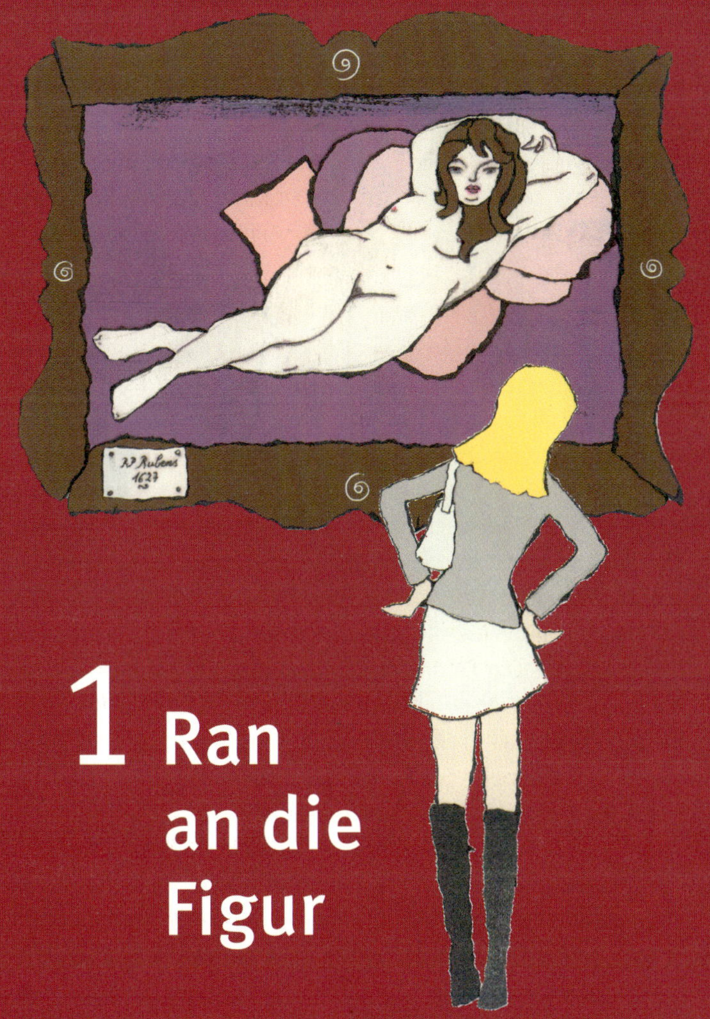

1 Ran an die Figur

Weg mit den Pfunden

Bestandsaufnahme: Fühlen Sie sich zu dick?

Ihre Antwort auf diese Frage lautet wahrscheinlich »Ja«. Doch haben Sie auch recht? Viele Frauen sind davon überzeugt, sie würden mindestens drei Kilo zu viel mit sich herumschleppen. Diese Kilos existieren allerdings nur in ihrem Kopf, weil ihnen die extrem schlanken Models und Schauspielerinnen oder die rappeldünne Miss Germany samt ihrer Kolleginnen weltweit einen Floh ins Ohr setzen. Wussten Sie, dass sich innerhalb der letzten 70 Jahre das Gewicht der Schönheitsköniginnen um 20 Kilo verringert hat? Die Miss Schweden von 1951 wog 69 Kilogramm bei einer Körpergröße von 1,69 Meter – die von 1983 war 1,73 groß und brachte nur 49 Kilogramm auf die Waage. Nun gut, es gab Epochen, in denen supermollige Frauen voll im Trend lagen – andere Zeiten, andere Sitten. Zwar wandelte sich das Schönheitsbild im Zuge der Frauenemanzipation besonders radikal, doch ist das ein Grund, das Gewicht von Kate Moss als ideal anzusehen? Bestimmt nicht! Medizinisch gesehen, handelt es sich bei der Moss'schen Gewichtsklasse eher um magersüchtige Mädchen, aber nicht um aktive, gesun-

Nur eine von mehr als einer Million Frauen trägt die Veranlagung für die Figur eines Topmodels in ihren Genen. Das ist zwar ungerecht, aber nicht zu ändern. Zu Rubens' Zeiten hätte Kate Moss keinen Blumentopf gewinnen können. Tja, alles zu seiner Zeit!

de Frauen. Statt solch einem Vorbild nachzueifern, sollten Sie Ihren persönlichen Set-Point herausfinden, indem Sie Ihren BMI berechnen. Dann haben Sie einen Richtwert in der Hand, den Sie anstreben können. Set-Point? BMI? Keine Sorge, die Erklärungen folgen auf dem Fuß. Fangen wir mit dem BMI an.

So errechnen Sie Ihren BMI

Der BMI – Body Mass Index – ist ein nützliches Hilfsmittel, um den Gewichtsstatus eines Menschen zu bewerten.

Die Berechnungsformel: BMI = Körpergewicht in Kilogramm geteilt durch Körpergröße in Meter im Quadrat.

$$\text{BMI} = \frac{\text{kg}}{\text{m}^2}$$

Rechenbeispiel: Sie wiegen 62 kg und sind 1,65 m groß, also rechnen Sie

$$\frac{62}{1{,}65 \times 1{,}65} = 22{,}79$$

Noch einfacher: Sie rechnen zunächst die Körpergröße im Quadrat aus:

$$1{,}65 \times 1{,}65 = 2{,}72,$$

dann teilen Sie das Körpergewicht durch diese Ergebniszahl:

$$62 : 2{,}72 = 22{,}79.$$

Ihr BMI beträgt demnach 22,79. Was besagt diese Zahl? Für sich genommen stellt sie lediglich einen Richtwert dar, der sich einer Gewichtskategorie zuordnen lässt, wie nachfolgende Tabelle zeigt. Was der BMI in der Praxis bedeutet und welche weiteren Faktoren dabei eine Rolle spielen, erfahren Sie auf den nächsten Seiten.

Gewichtsklassifikation für Erwachsene anhand des BMI (vorgenommen von der Weltgesundheitsorganisation [WHO]; Stand 2008)

Kategorie	*BMI (kg/m²)*
Untergewicht	
Starkes Untergewicht	‹‹ 16
Mäßiges Untergewicht	16–17
Leichtes Untergewicht	17–18,5
Normalgewicht	18,5–25
Übergewicht	
Präadipositas (»einfaches« Übergewicht)	25–30
Adipositas Grad I	30–35
Adipositas Grad II	35–40
Adipositas Grad III	›› 40

BMI unter 18,5: Untergewicht

Sagen wir es doch einfach ohne Umschweife: Hier bewegen wir uns im Bereich der Mageren. Und darin liegt das Problem dieser Kategorie, denn für Fashion Victims (auf Deutsch: Modeopfer) gilt sie als erstrebenswert, weil sie die Gewichtsklasse der Mannequins und Models ist. Bei Licht betrachtet, zählt sie jedoch zu den Missständen der Modebranche. Ins Kreuzfeuer der Öffentlichkeit geriet diese Gewichtsklasse, als im November 2006 das brasilianische Topmodel Ana Carolina Reston an Magersucht starb. Daraufhin akzeptierten in mehreren Ländern die Veranstalter von Modenschauen ein von Politikern und Experten empfohlenes »Laufstegverbot für Magermodels«. Wer sich an dieses Verbot hält, verweigert Models mit einem BMI unter 18 die Teilnahme an Modenschauen.

Doch die Hollywoodstars und -sternchen halten die Fahne der »Mager bis auf die Knochen«-Fraktion immer noch hoch. Sehen sie noch schön aus? Kommt darauf an, mit welchem Maßstab man Schönheit misst. Bedenken Sie: Diese Frauen essen sich nur selten satt. Die einen malträtieren ihren Körper täglich mit vier Stunden Krafttraining, die anderen greifen sogar zu illegalen Substanzen. Schokolade wird von vielen von ihnen verteufelt, Kokain dagegen nicht. Wollen Sie wirklich solche Vorbilder haben?

Claudia Schiffer
1,80 m, 58 kg = BMI 17,9

Madonna
1,60 m, 45 kg = BMI 17,6

Angelina Jolie
1,71 m, 51 kg = BMI 17,4

Kate Moss
1,68 m, 44 kg = BMI 15,6*

* Alle Werte sind eine ungefähre Schätzung.

Orientieren Sie sich lieber an:

Jennifer Lopez
1,68 m, 57 kg = BMI 20,21

Catherine Zeta-Jones
1,73 m, 60 kg = BMI 20,07

Scarlett Johansson
1,63 m, 55 kg = BMI 20,68

Britney Spears
1,64 m, 59 kg = BMI 21,93

Beyonce Knowles
1,70 m, 65 kg = BMI 22,49*

Mit ihren wohlproportionierten Formen sind das die wahren Frauen – kurz gesagt: die Sexbomben unserer Zeit. (Erkundigen Sie sich mal danach, wie das männliche Geschlecht darüber denkt.)

* Alle Werte sind eine ungefähre Schätzung.

Schein und Realität

Was treibt weibliche Stars und Sternchen dazu, eine überschlanke oder gar extrem untergewichtige Figur anzustreben? Ganz einfach: Sie wissen, dass sie auf Fotos rundlicher wirken, als sie in Wirklichkeit sind. Jeder aus der Film-, Fernseh- und Modeszene kann Ihnen bestätigen: Die Foto- oder Filmkamera macht eine Frau um etwa fünf Kilogramm dicker. Eine Magere erscheint so schlank. Eine Schlanke wirkt hübsch rundlich, während die Frauen mit rundlichen Formen regelrecht dick rüberkommen. Journalisten und Leute aus der Medienbranche wissen: »In Echt« sind die Damen alle kleiner und dünner.

Das Kilo-Versteckspiel

Kleine Präzisierung: Das Gewicht der zuvor genannten Personen sind lediglich annähernde Werte. Dafür gibt es zwei Gründe:

1. Wie bei jedem anderen schwankt auch das Gewicht der Stars, teilweise sogar recht häufig. Meist hängt das mit deren zahlreichen Diäten zusammen, aber nicht immer: Die üppigen Formen von Catherine Zeta-Jones in dem Filmmusical »Chicago« oder die von Monica Bellucci in dem Film »Wie sehr liebst du mich?« entsprachen nicht der gewohnten Figur der beiden Schönen. Des Rätsels Lösung: Beide hatten wenige Monate zuvor ein Kind zur Welt gebracht.

2. Die Erfahrung zeigt, dass die Stars gerne mit ihrem Gewicht prahlen und einige Kilos unter den Tisch fallen lassen, z. B. auf ihren offiziellen Websites. Auch beim Ordern ihrer Kleidung für Fotoshootings mogeln sie mitunter, indem sie Größe 36 oder 38 angeben, obwohl ihre Figur eigentlich Größe 40 oder 42 verlangt. Die versierten Modedesigner machen dieses Spielchen stillschweigend und diplomatisch mit. Um einen peinlichen Eklat zu vermeiden, halten sie die anvisierten Kleidungsstücke einfach in mehreren Größen bereit.

BMI zwischen 18,5 bis 25: Normalgewicht

Hier liegt alles im grünen Bereich. Über eine Diät brauchen Sie sich nicht den Kopf zu zerbrechen. Achten Sie aber auf eine ausgewogene Ernährung, die Ihrem Alter entspricht. Falls Sie mal über die Stränge schlagen, treten Sie an den darauffolgenden zwei, drei Abenden deutlich kürzer und begnügen sich z. B. mit einer kalorienarmen Suppe, einer Scheibe gekochtem Schinken oder einem Joghurt.

Sie fühlen sich zu dick, obwohl Ihr BMI im Bereich des Normalgewichts liegt? Vielleicht haben Sie ein Problem mit Ihrer Selbstwahrnehmung. Falls Sie von Ihrem Zu-dick-Empfinden geradezu besessen sind und es Ihnen Ihr Leben vergällt, sollten Sie einen Psychologen oder Psychotherapeuten, der auf Essstörungen spezialisiert ist, konsultieren. Eine fachkundige Behandlung kann Sie vor Dummheiten, wie z. B. sinnlosem Hungern, bewahren.

Problemzonen: Ihr BMI liegt unter 20, dennoch gefallen Sie sich nicht so richtig? Möglicherweise konzentriert sich Ihr Missfallen auf die Oberschenkel. Der Typ »Reithosen« begeistert hier genauso wenig wie schlaffe Muskulatur oder Cellulite. Doch Oberschenkelprobleme lösen Sie nicht mit einer wochenlangen Diät. Das beschert Ihnen nur Falten im Gesicht, obendrein sehen Sie kränklich und älter aus. Sport und kosmetische Hautbehandlungen sind in diesem Fall viel sinnvoller.

Virtuelle Wesen

Warum verfluchen wir so vehement unsere angeblichen »drei Kilo zu viel«, versuchen alles, um abzunehmen oder in der Kategorie der Federgewichte zu bleiben beziehungsweise dorthin zu gelangen? Weil wir im Gegensatz zu unseren Großmüttern weitaus häufiger mit unserem Bild konfrontiert werden. Überall gibt es spiegelnde Flächen und dank Camcorder, Fotohandy oder Digitalkamera sind wir mit dem »Ablichten« viel schneller bei der Hand. Auch unsere Urlaubsbilder schießt kein Modefotograf wie der berühmte Peter Lindbergh.

Darüber hinaus vergleichen wir die Fotos von uns selbst mit den Abbildungen von Models und Schauspielerinnen. Sei es in Zeitschriften, auf Werbeplakaten oder im Internet, in einem ständigen Kanon bombardiert man uns unterschwellig mit dem zeitgenössischen Schönheitsideal: groß, superschlank, aber mit üppigem Busen.

Da muss sich niemand wundern, wenn uns der eigene Körper deprimiert. Immerhin sagt uns die Statistik (grob gerechnet und ohne Berücksichtigung der Altersgruppen), dass im deutschsprachigen Raum die durchschnittliche Körpergröße der Frauen 1,65 Meter und ihr Durchschnittsgewicht 64 Kilogramm beträgt. Was an unserem Selbstwertgefühl so heftig nagt, nennt der französische Psychiater Christophe André den »Photoshop-Komplex«. Photoshop ist der Name eines weit verbreiteten Bildbearbeitungsprogramms, das nicht nur bei

Personenfotos durch geschicktes Retuschieren wahre Verschönerungswunder vollbringt.

Machen Sie sich ein für alle Mal klar, dass zwischen den Fotos in den Hochglanzmagazinen und der Realität ein riesiger Krater klafft. Einen Star wie Charlize Theron oder Heidi Klum, der erhaben auf einem Zeitschriftencover posiert, würden Sie wahrscheinlich gar nicht erkennen, wenn die Person Ihnen in ihrer Alltagskleidung über den Weg laufen würde. Natürlich sind Models von Haus aus hübsch, doch für die ausnehmende Schönheit, die wir auf Fotos so bewundern, müssen hochkarätige Spezialisten harte Arbeit leisten – angefangen vom Maskenbildner bis hin zu den Beleuchtern, die das Fotostudio in ein raffiniertes Licht tauchen. Aber selbst die von führenden Fotografen der Welt aufgenommenen Fotos bleiben vor dem Retuschepinsel des Bildbearbeitungsprogramms nicht verschont.

Bringen wir das Ganze auf den Punkt: Models sind aufgestylt, perfekt geschminkt und frisiert sowie gekonnt ausgeleuchtet und fotografiert. Und nicht zuletzt: Die Fotos werden retuschiert.

Glauben Sie, solche Bedingungen ließen sich auf den Alltag übertragen? Mit Sicherheit nicht! Wer versucht, solch ein Ideal auf eigene Faust anzustreben, erleidet schlicht und einfach Schiffbruch. Nach diesem kurzen Blick hinter die Kulissen der Glamourwelt fühlen Sie sich gewiss besser. Oder?

BMI 25 bis 30: »einfaches« Übergewicht

Nichts Dramatisches, aber dennoch ein Wink, eine Diät ins Auge zu fassen. Für Ihre Körpergröße sind Sie in der Tat übergewichtig – und es wäre nicht verwunderlich, wenn Sie sich derzeit nicht topfit fühlten. Einige Pfunde abzuspecken ist auch aus medizinischer Sicht ratsam. Denn wenn zu Ihrem Übergewicht andere schädliche Faktoren, wie z. B. Rauchen oder Bewegungsmangel, hinzukommen, erhöht sich Ihr Risiko für Diabetes, einen zu hohen Cholesterinspiegel, Bluthochdruck und Herz-Kreislauf-Erkrankungen.

Regen Sie sich jetzt bloß nicht auf – Sie sind eine Kandidatin für unsere Drei-Phasen-Diät, die Sie im nächsten Kapitel finden. Zugegeben, die erste Phase ist die schwierigste, doch sie dauert im Durchschnitt nicht mehr als zwei Wochen.

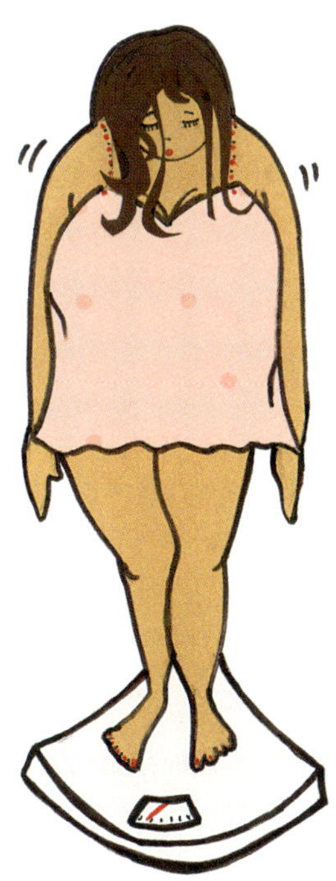

Wie viele Kilos abnehmen?

Nehmen wir ein Beispiel aus der breiten BMI-Palette: 1,65 Meter Körpergröße, derzeitiges Gewicht 75 Kilogramm – Ihr BMI beträgt also 27,57.

In diesem Fall ist eine Gewichtsabnahme zwischen 7 und 15 Kilogramm sinnvoll, am besten in zwei Schritten. Steuern Sie zunächst die

68 Kilo (BMI 25) an; anschließend kann, wenn Sie wollen, das Ziel 60 Kilogramm (BMI 22,06) lauten.

Sie können sogar versuchen, bis auf 55 Kilo (BMI 20,22) abzunehmen. Dieses Gewicht längerfristig zu halten, erweist sich jedoch in der Regel als schwierig.

Denken Sie daran: Die Idee ist, sich etwa Gutes zu tun – und nicht einen Leidensweg anzutreten oder Ihre Ernährung aus dem Gleichgewicht zu bringen.

BMI 30 bis 40: Adipositas

Dieser BMI-Bereich umfasst die schwere und sehr schwere Fettleibigkeit (Adipositas Grad I und II), die ein sehr ernst zu nehmendes Krankheitsrisiko mit sich bringt. Zu den Risikokrankheiten zählen Diabetes sowie Herzerkrankungen (darunter Herzinfarkt) ebenso wie die verschiedenen Gefäßerkrankungen, die zu einem Schlaganfall oder zu einer Venenthrombose führen können. Mit Adipositas ist nicht zu spaßen; deshalb sollten Sie einen Arzt aufsuchen, um den Ursachen und Hintergründen auf die Spur zu kommen. Vielleicht benötigen Sie zusätzlich psychologische Hilfe, z. B. wenn die Fettleibigkeit auf einem zwanghaften Essverhalten beruht.

Vorausgesetzt, Ihr Arzt ist damit einverstanden, können Sie über einen längeren Zeitraum die Drei-Phasen-Diät (siehe nachfolgendes Kapitel) durchführen. Einen guten Einstieg in die Gewichtsabnahme verschaffen Sie sich, wenn Sie die erste Phase zwei bis drei Wochen (aber keinesfalls länger!) absolvieren. Ob Ihnen das gelingt, hängt von Ihrem Durchhaltevermögen ab.

Wie viele Kilos abnehmen?

Nehmen wir an, Sie haben einen BMI von 32,8 – das heißt, Sie wiegen 93 Kilogramm und sind 1,70 Meter groß. Wenn Sie 23 Kilogramm abnehmen, sind Sie mit 70 Kilogramm (BMI 24,22) an der oberen Grenze des Normalgewichtsbereichs. Streben Sie einen BMI von 20,76 an, müssen 60 Kilogramm schwinden.

Stecken Sie Ihr Ziel auf keinen Fall zu hoch! Bleiben Sie in einem für Sie persönlich sinnvollen Rahmen.

Messlatte: Ihre Taille

Wer hätte das gedacht? Ihr Taillenumfang gibt Hinweise auf Stoffwechselstörungen, die zu Diabetes und Herzerkrankungen führen können.

Bei der Beurteilung des Übergewichts liefert der Taillenumfang noch zuverlässigere Informationen als der BMI. Warum? Bei Übergewichtigen hat sich das Viszeralfett, also das im Bauchraum eingelagerte Fett, das dort die inneren Organe schützend umhüllt, im Übermaß angesammelt. Dieses – nun ungesunde – Bauchfett produziert Stoffe (Botenstoffe, Hormone), die den Glukose- und Insulinstoffwechsel erheblich stören können. Es beeinträchtigt auch den Fettstoffwechsel, sprich: den Triglycerid- und Cholesterinspiegel. Einen für die Arterien besonders gefährlichen Faktor bildet dabei das LDL (Low Density Lipoprotein, landläufig »böses« oder »schlechtes« Cholesterin genannt).

Ob der Risikofaktor »ungesundes Bauchfett« auf Sie zutrifft, können Sie durch eine Messung Ihres Taillenumfangs herausfinden (das Maßband in Bauchnabelhöhe anlegen!). Bei Frauen sollte er nicht mehr als 80 Zentimeter betragen (Männer 94 Zentimeter). Doch keine Panik, Experten sagen: Bei einem Gewichtsverlust von 10 Prozent schwindet 30 Prozent des risikoreichen Bauchfetts.

Fazit: Wenn Sie eine Diät machen, ist das Maßband genauso unentbehrlich wie die Waage.

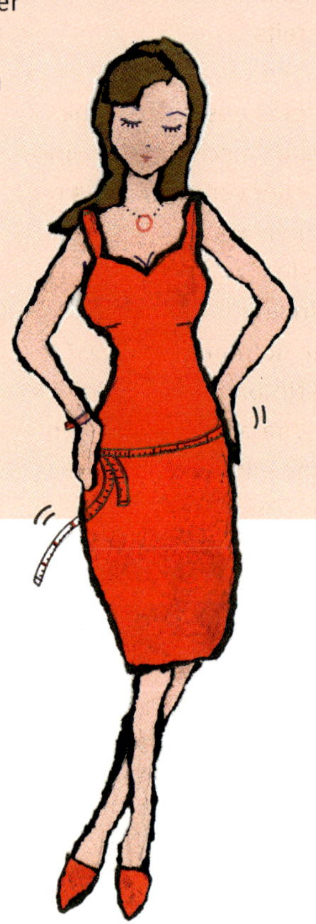

BMI über 40: gefährliche Adipositas

Diese Form der extremen Fettleibigkeit erfordert medizinische und psychologische Sofortmaßnahmen. Ihr Übergewicht sollten Sie sehr ernst nehmen, denn es gefährdet Ihr Herz, Ihre Gelenke und Ihren Blutkreislauf. Möglicherweise leiden Sie bereits unter Stoffwechselstörungen, Diabetes und einem zu hohen Cholesterinspiegel. Wenn Sie schon mehrere Diäten erfolglos absolviert haben, zögern Sie nicht, Ihren Arzt auf eine medizinisch überwachte Abnehmkur anzusprechen. Während der Kur verlieren Sie in der Regel deutlich an Gewicht. Zugleich lernen Sie, mit welcher Ernährung und Lebensweise Sie den ersten Erfolg Zug um Zug ausbauen können. Wegen der Nebenwirkungen sollten Sie das Einsetzen eines Magenbandes, das die Aufnahmefähigkeit des Magens begrenzt, nur als allerletzte Notbremse in Betracht ziehen.

Wie auch immer, verlieren Sie nicht den Mut! Bleiben Sie dran – Ihnen gelingt es abzunehmen! Eine Chance bietet auch die Drei-Phasen-Diät (siehe folgendes Kapitel). Mit Einverständnis Ihres Arztes können Sie die erste Phase zwei bis vier Wochen durchführen und anschließend die beiden weiteren Phasen auf längere Zeit in Ihren Alltag integrieren.

Wie viele Kilos abnehmen?

Nehmen wir an, Ihr BMI beträgt 41,02, das bedeutet: Sie wiegen bei einer Körpergröße von 1,60 Metern 105 Kilogramm. Einen BMI von 25 (64 Kilogramm) erreichen Sie mit einem Gewichtsverlust von 41 Kilogramm. Nach einer Gewichtsabnahme von 52 Kilogramm sind Sie bei einem BMI von 20,7 – und wiegen 53 Kilogramm.

Ihr persönlicher Set-Point

Stellen Sie sich vor, Sie sind 1,60 Meter groß und wiegen 59 Kilogramm. Das entspricht einem BMI von 23,05 – aus medizinischer Sicht ein tadelloser Wert. Das Problem: Sie selbst finden sich viel zu dick, seit Sie gelesen haben, dass Madonna bei gleicher Körpergröße nur 45 Kilogramm wiegt, also 14 Kilo weniger als Sie. Versteifen Sie sich bitte nicht auf solche Vergleiche. Der Gewichtsunterschied hindert Sie nicht daran, genauso virtuos die Hüften zu schwingen wie Madonna auf der Bühne. Den Ausschlag, ob Madonnas Gewicht überhaupt für Sie infrage kommt, gibt der Set-Point. Das ist der Punkt, an dem der Körper eines Erwachsenen ein bestimmtes individuelles Gewicht beizubehalten versucht: das Set-Point-Gewicht. Und dieser Punkt ist genetisch vorprogrammiert. Der Anteil des Körperfetts steht bereits bei der Geburt fest. Unser Organismus versucht beharrlich gegen alle Widerstände, diesen Körperfettanteil zu erhalten (deshalb können Sie ruckzuck zunehmen, wenn Sie mal mit Sahnetorte und Ähnlichem über die Stränge schlagen). Unser Körper besitzt die Fähigkeit, sich selbst zu regulieren. Man nennt das Homöostase, wobei eine ganze Reihe von Faktoren, wie der Blutzucker- oder der Säure-Basen-Haushalt des Körpers, eine Rolle spielen.

Daraus ergibt sich die für Sie wichtigste Schlussfolgerung. Jeder Mensch hat einen völlig individuellen Set-Point, den es zu berücksichtigen gilt, wenn es um das persönliche Idealgewicht geht. Madonnas Idealgewicht hat mit dem Ihrem gar nichts zu tun. Vielleicht hat sie aus ganz unterschiedlichen Gründen (zierliches Skelett, Appetitmangel) einen Set-Point wie ein Spatz. Hinzu kommen all die Anstrengungen, die Madonna in den letzten Jahrzehnten auf sich nahm, um das Gewicht, das sie als Vierzehnjährige hatte, beizubehalten. Meinen Sie jetzt nicht auch, Sie sollten Ihre eigenen 59 Kilo schleunigst akzeptieren?

Ein Gewicht unter dem Set-Point erreichen zu wollen, ist genauso absurd, als wolle man seine Augenfarbe verändern. Natürlich besteht die Möglichkeit, sich nur von gedämpftem Brokkoli und gegrilltem Geflügelfleisch zu ernähren (halb Hollywood schwört darauf). Aber mal ganz ehrlich gefragt: Bleiben dabei der Genuss und die eigene Natur nicht auf der Strecke?

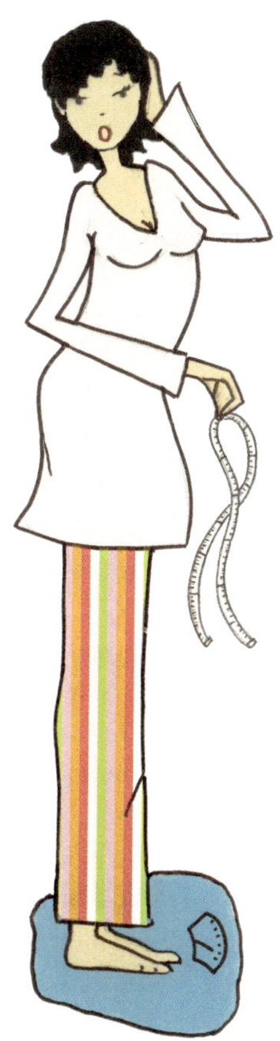

»Alles schön und gut. Aber wie finde ich meinen Set-Point?«, werden Sie nun fragen. Berechnen lässt er sich nicht, aber dennoch ausmachen. Wenn sich Ihr Gewicht seit dem Ende Ihrer Schulzeit nicht mehr verändert hat, gehören Sie zu den Glücklichen, die nie danach fragen mussten. Sie haben Ihr Set-Point-Gewicht!

Wer seither zugenommen hat, ist seinem Set-Point im Lauf des Lebens wahrscheinlich schon begegnet. Für viele gab es ja mal eine Zeit, in der sie sich in ihren Jeans pudelwohl fühlten. Doch wer denkt dabei schon an so was wie einen Set-Point? Ab jetzt Sie, denn Sie erleben und finden ihn während Ihrer Diät.

Denken Sie daran: Der Set-Point ist das Gewicht, das Ihr Körper genetisch bedingt anstrebt, wenn Ihre Kilos nach oben und nach unten davon abweichen. Viele Menschen bekommen ihren Set-Point deutlich zu spüren: Wenn sie ihn erreicht haben, verringert sich ihr Körpergewicht nicht mehr, ohne extreme Einschränkungen in der Ernährung in Kauf zu nehmen.

Vorsicht Set-Point-Falle

Es gibt auch einen psychologischen Set-Point, der nicht unbedingt mit dem Gewicht übereinstimmt, das Sie gerne hätten oder anstreben sollten. Doch eigentlich fühlen Sie sich mit dem inzwischen erlangten Gewicht gar nicht so schlecht und akzeptieren es schließlich. Woran liegt das? Sie machen eine Diät, und die Pfunde purzeln. Eines schönen Tages beglückt Ihre Waage Sie mit einem Wert, der Ihnen suggeriert, Sie hätten Ihr Ziel fast erreicht. Ihr Wille zum Weitermachen lässt nach, und Sie erlauben sich den einen oder anderen kulinarischen Ausrutscher.

Warum? Weil Sie sich jeden Tag wiegen und die Nadel sich langsam dem Wunschziel nähert. Statt nun weiterhin Gas zu geben, meinen Sie, den Rest gewissermaßen mit links zu schaffen.

Haben Sie es vergessen? Zum Abnehmen gehören zwei: die Waage und das Maßband. Statt sich andauernd auf die Waage zu stellen, sollten Sie besser alle zwei Wochen Ihren Taillenumfang messen – am besten unter den Argusaugen einer verständnisvollen Freundin.

Abnehmen

Seit Jahr und Tag stehen Diäten im Kreuzfeuer der Kritik. Nicht ganz ohne Grund, schließlich lassen sich Erfahrungen wie der Jo-Jo-Effekt nicht wegdiskutieren. Der Frage nachzugehen, warum jemand nach einer Diät schnell wieder sein Ausgangsgewicht erreicht und obendrein noch einige Pfunde mehr zulegt, macht in der Tat Sinn. Doch auch den schärfsten Diätgegnern kann die Waage eines Tages erzählen: Zehn Kilo zu viel! Stimmung, Lebensfreude und Libido sinken auf einen Schlag. Einzige Lösung, um den körperlichen und seelischen Ballast abzuwerfen: eine Diät, weniger und anders essen. Doch nicht irgendeine und irgendwie. Die ursprüngliche Bedeutung der Bezeichnung Diät, das griechische Wort »diaita« (Lebensweise), war im Altertum der Begriff für gesunde Lebensweise und eine maßvolle, nach gesundheitlichen Kriterien ausgewählte Ernährung. Heutzutage verbinden die meisten Menschen mit dem Wort »Diät« nur noch »Schlankheitskur« – und Frust ohne Ende. Seinen eigentlichen positiven Sinn scheinen viele gar nicht zu kennen.

Wer Gewicht verlieren will, wird logischerweise mit Einschränkungen und Veränderungen konfrontiert. Um den kritischen Blick auf die Kalorien, inklusive ihrer Reduzierung, kommt niemand herum. Doch dieses Beäugen kann relativ gelassen erfolgen, wenn die Diät ein breit gefächertes Spektrum umfasst. Dazu zählen eine ausgewogene Ernährung, die Vielfalt und Genuss bietet, sowie eine Gewichtsabnahme, die langsam genug erfolgt, dass sich der Körper stressfrei und nachhaltig an bessere Ernährungs- und Essgewohnheiten gewöhnen kann. Genau das Gegenteil passiert bei einer Crash-Diät oder einer allzu einseitigen Diät.

Kurzer Blick in die Diätenlandschaft

Eine »maßvolle Ernährung« schließt eine mehr oder weniger starke Reduzierung der Kalorienmenge mit ein. Doch fast jeder kennt eine der Diäten, die eine Kalorienreduzierung bis zum Gehtnichtmehr vorschreiben oder auf eine einseitige Ernährung setzen.

Mayo-Diät

Typische Merkmale: extreme Kalorienbeschränkung – 800 bis 1000 Kalorien pro Tag (der durchschnittliche Grundumsatz bei Frauen beträgt 2000 Kalorien!). Viele Verbote; nicht zugelassen sind z. B. Fette, stärkehaltige Nahrungsmittel wie Kartoffeln oder Hülsenfrüchte, Zucker und zuckerhaltige Produkte sowie Milchprodukte. Dagegen sind hart gekochte Eier in stattlicher Menge erlaubt. Resultat: Einer schnellen Gewichtsabnahme folgt eine ebenso schnelle erneute Gewichtszunahme.

Fallbeispiel

Catherine, 43 Jahre

Als die Mayo-Diät in meinem Umfeld Furore machte, war ich 16 Jahre alt und meiner Meinung nach viel zu dick. Also folgte ich brav der Diät. Ein Albtraum! An die Anzahl der abgespeck-

ten Pfunde erinnere ich mich nicht mehr, dafür umso besser an die unsäglichen Mengen an Eiern und Grapefruits, die ich während der beiden Diätwochen in mich reingestopft habe. Unvergessen bleibt auch meine vehemente Gier nach Wurst, die mich am vorletzten Tag überfiel. Nachdem ich dann im Handumdrehen mein altes Gewicht wieder auf die Waage brachte, schwor ich mir, nie wieder solch eine höllische Diät zu machen.

Protein-Diät

Typische Merkmale: Proteine, nichts als Proteine und möglichst wenig Kalorien (zwischen 400 und 600 pro Tag!). Und das Ganze in Form von Pulver in Kombination mit Gemüsesäften. Adieu Freude am Essen! Adieu Geselligkeit in genussvoller Runde mit Freunden und Familie! Diese Form von Diät gehört ins Krankenhaus, wo sie tatsächlich durchgeführt wird, z. B. vor Operationen von extrem übergewichtigen Menschen – unter der erforderlichen ärztlichen Aufsicht. In diesen Fällen erfolgt nach der Diät eine ebenfalls unerlässliche und streng überwachte Stabilisierungsphase (die Gewöhnung an normales Essen). Unter anderen Gegebenheiten droht eine rasche erneute Gewichtszunahme (der berühmte Jo-Jo-Effekt). Unter dem Begriff »Formula-Diät« sind mehrere unterschiedliche Protein-Diäten auf dem Markt.

Fallbeispiel

Agnes, 28 Jahre

Nach der Geburt meines zweiten Kindes wog ich zehn Kilo mehr als vorher. Zunächst dachte ich, die überflüssigen Pfun-

de würden in den zehn Wochen des Stillens von selbst verschwinden. Doch nichts dergleichen geschah. Sechs Monate nach der Entbindung fragte ich eine Ernährungsberaterin um Rat. Als sie nebenbei eine radikale Methode zum Abnehmen erwähnte – eine strenge Protein-Diät –, stürzte ich mich förmlich darauf. Ich hatte es satt, mich wie eine Tonne zu fühlen. Und es funktionierte, doch um welchen Preis? Verzicht ohne Ende! Die Kaffeekränzchen mit Freundinnen entfielen genauso wie die gemütlichen Abendessen in geselliger Runde, von den normalen gemeinsamen Mahlzeiten mit der Familie ganz zu schweigen. Ich brachte meinen Mann zur Weißglut, wenn ich zu den Essenszeiten mit meinen Pulverbeuteln hantierte. Innerhalb von sechs Wochen nahm ich acht Kilogramm ab. Dann gab es einen Rückschlag: Ich nahm zwei Kilo zu. Ausgesprochen schwierig und anstrengend fand ich auch die Stabilisierungsphase. Mein Fazit: Auf solch eine knallharte Diät würde ich mich nie wieder einlassen!

Atkins-Diät

Typische Merkmale: ein Übermaß an Proteinen (Fleisch, Fisch, Eier nach Belieben) sowie an Fett (Erdnussbutter und Wurst in rauen Mengen), aber keinerlei Kohlenhydrate. Auf der Streichliste stehen darüber hinaus Getreideprodukte, Obst, zuckerhaltige Nahrungsmittel und Milchprodukte (außer Käse). Resultat: Mangel an Vitaminen, Mineral- und Ballaststoffen sowie die Gefahr eines zu hohen Cholesterinspiegels und anderer gesundheitlicher Beeinträchtigungen, vor allem wenn die Grunddiät über einen längeren Zeitraum durchgeführt wird.

Fallbeispiel

Myriam, 39 Jahre

Als ich in einer Zeitschrift einen Artikel über die Atkins-Diät las, dachte ich: »Die ist wie für mich gemacht, um meine zehn überschüssigen Kilos loszuwerden.« Die Diät passte zu meiner Vorliebe für deftige Nahrung (Käse, Wurstwaren) und dass Süßes mich nicht so lockt. Drei Monate lang hielt ich mich eisern an die Diät, bis mein Blutbild mich eines Besseren belehrte. Eine routinemäßige Blutuntersuchung ergab plötzlich hohe Cholesterinwerte (LDL 240 mg/dl). Da die Cholesterinwerte bei mir bisher immer im Normalbereich gelegen hatten, fragte mich meine Ärztin, ob ich mich anders ernähre. Ich erklärte ihr meinen Diät-Speiseplan. Daraufhin riet sie mir, diese absurde Diät sofort abzubrechen. Ich folgte ihrem Rat. Abgenommen hatte ich bis dahin nur vier Kilogramm.

Weitere Diäten

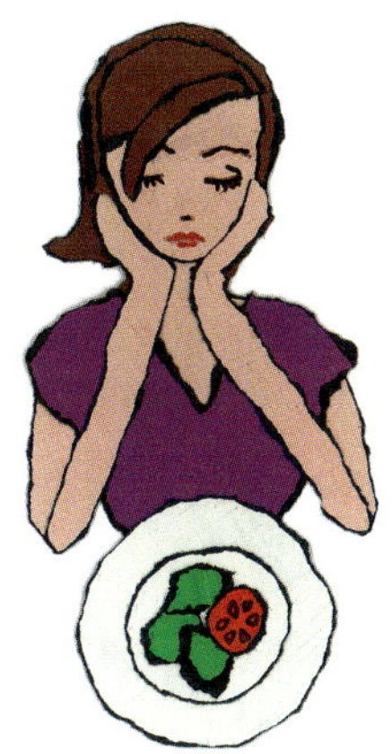

Ananas-, Hollywood-, Low-Carb-, Miami-, Null- oder Sears-Diät, Trennkost und Montignac-Methode – die Liste ließe sich beliebig verlängern. Bei jeder einzelnen dieser Diäten die Nachteile zu beschreiben, wäre ziemlich dröge. Die folgende Faustregel spiegelt das Wichtigste wider.

Faustregel: Finger weg von Abnehmmethoden, die Ihnen in kurzer Zeit spektakuläre Erfolge versprechen. Meistens sind diese Diäten mit massiven Einschränkungen in der Ernährung verbunden. Zwar purzeln häufig einige Pfunde, genauso häufig jedoch folgt dem schnellen Abnehmen der Jo-Jo-Effekt auf dem Fuß. Davon abgesehen, drohen bereits nach einem Diätmonat ernsthafte gesundheitliche Gefahren, wenn die Ernährungsbeschränkungen die Nährstoffversorgung des Körpers aus dem Gleichgewicht bringt.

Machen Sie einen großen Bogen um solche Diäten, wenn Ihnen Ihre Gesundheit lieb und teuer ist!

Die Drei-Phasen-Diät

Wichtige Hinweise: Die Drei-Phasen-Diät ist nicht für Kinder geeignet. Während der Schwangerschaft und in der Stillzeit sollten Frauen die Diät nur nach eingehender Rücksprache mit ihrem Arzt durchführen.

Die Merkmale der Drei-Phasen-Diät

Wie der Name schon sagt, umfasst die Diät drei Phasen, denen eine Stabilisierungsphase folgt.

- *Phase 1:* Turbophase
- *Phase 2:* Übergangsdiät
- *Phase 3:* Langzeitdiät

Variabler Einstieg: Die Drei-Phasen-Diät hat den großen Vorteil, dass Sie mit jeder Phase beginnen können. Entscheidungskriterien dabei sind:

- Ihre Toleranzschwelle den Frustrationen gegenüber, die sich während einer Diät unweigerlich einstellen,
- die Anzahl der Kilogramm, die Sie abnehmen möchten.

Lassen Sie sich folgende Orientierungshilfen durch den Kopf gehen:

- *Bis zu drei Kilogramm:* Wenn Sie lediglich zwei, drei störende Kilos abnehmen wollen, können Sie das mit der Phase 1, der Turbophase, in einigen Tagen schaffen.
- *Zehn bis 20 Kilogramm:* Wenn Sie einen schnellen Anfangserfolg anpeilen, beginnen Sie mit Phase 1, gehen nach einige Tagen zu Phase 2 über und folgen anschließend längerfristig der Phase 3. Sie können aber auch mit Phase 2 oder Phase 3 starten, um langsam, sanft und sicher abzunehmen.
- *Mehr als 20 Kilogramm:* Im Prinzip kann es hierbei genauso ablaufen wie bei den 10 bis 20 Kilogramm. Ob Sie die etwas schwierigeren Phasen 1 und 2 durchlaufen möchten, hängt von Ihrer Motivation bzw. Frustrationsschwelle ab. Wenn Sie mit Phase 3 beginnen und ihr auf lange Frist folgen, gehen Sie den leichteren, sanfteren Weg. Auf Anhieb mag Ihnen die Aussicht auf eine Langzeitdiät vielleicht nicht gefallen, aber Sie werden sehen: Sie bringt viele Vorteile mit sich.

Abwechslung und Bewegungsfreiheit: Bei der Drei-Phasen-Diät steht die ausgewogene Ernährung im Mittelpunkt. Die Schlankheitskur bindet die gesamte Vielfalt der Nahrungsmittel in ihr Programm ein und gestattet auch Abweichungen. So werden Sie nicht zum Außenseiter, weil es Ihnen unangenehm ist, bei jeder Mahlzeit als »Diätler« aufzufallen, und Sie sich deshalb zum Essen in eine einsame Ecke zurückziehen. Selbst Einladungen zum Essengehen brauchen Sie nicht abzulehnen. Wenn Sie ein Restaurant wählen, in dem z. B. Fisch auf der Speisekarte steht, wirft Sie dieser »Ausflug« nicht zwangsläufig zurück. Viele Frauen sagen ein Rendezvous ab, weil sie »auf Diät« sind. Der damit verbundene Frust bleibt Ihnen bei der Drei-Phasen-Diät erspart.

Gemeinsame Merkmale: Unabhängig von den spezifischen Details der einzelnen Phasen weisen alle drei eine Gemeinsamkeit auf: die abgestufte Reduzierung der Kohlenhydratzufuhr und die längerfristige Verringerung der Fettzufuhr. Fette sollten nicht mehr als 30 Prozent der täglichen Nahrungsration ausmachen. Warum? Weil die meisten der Fette kalorienreiche Nährstoffe sind, die den Aufbau von Fettzellen fördern. Sie mästen uns förmlich. Sollte man dann nicht ganz darauf verzichten? Auf keinen Fall, denn der menschliche Körper braucht jeden Tag eine kleine Menge an Fetten. Wahrscheinlich haben Sie schon von jenen Fettsäuren gehört, die unter anderem für unsere Gehirnfunktionen lebenswichtig sind. Sie sind z. B. in nativem Olivenöl, manchen Margarinen und als sogenannte Ölsäure auch in der Butter enthalten (Ihr Butterbrot ist also gesichert!).

Phase 1: Turbophase

Das Ziel: schneller Gewichtsverlust innerhalb eines kurzen Zeitraums, in dem Ihr Wille und Ihre Motivation zum Abnehmen noch sehr stark sind.

Ihre Aufgabe: Durchhalten! Wenn Sie sich auf die Phase 1 einlassen, gehen Sie ein bis maximal zwei Wochen lang einen ziemlich harten Weg. Aber er befriedigt, weil Pfunde purzeln. Die Turbophase ist nicht einfach, aber durchaus machbar.

Was steht auf dem Speiseplan? Proteine und noch mal Proteine (siehe »Warum Proteine?«, Seite 46), aber keine Nahrungsmittel, die irgendeine Form von Zucker enthalten. Ziel ist, Ihren Stoffwechsel in einen Zustand zu versetzen, der sich Ketose nennt und dazu beiträgt, überschüssiges Fett zu verbrennen (siehe »Was ist Ketose?«, Seite 49).

Der Speiseplan im Überblick: Eier, Geflügelfleisch wie Huhn und Pute, weißer Fisch wie frischer Lachs und Thunfisch (Letzterer auch in Wasser eingelegt aus der Dose) sowie Muscheln und Krustentiere (Garnelen usw.). Hinzu kommen Gemüse und Salate wie Artischocken, Auberginen, Endivien, grüne Bohnen, Gurken, Kopfsalat, Kresse, Lauch, Mangold, Paprika, Pilze, Radieschen, Sojabohnen, Spargel, Tomaten und Zucchini. An Milchprodukten sind es Magermilch, Naturjoghurt (0,1 Prozent Fettanteil) und Magerquark (Fettanteil 0,1 oder 20 Prozent). Ist das alles? Ja, aber die Auswahl ist doch gar nicht so schlecht!

Ihre Belohnung: Sie bringen die Diät schnell hinter sich, wenn Sie nur wenige Kilos abnehmen möchten. Liegt eine umfangreichere Gewichtsabnahme an, verschafft Ihnen die Phase 1 einen motivierenden Anfangserfolg.

TIPP:

Wenn Sie mit Phase 2 fortfahren, können Sie auch in dieser für ein oder zwei Wochen die Phase 1 dazwischenschalten, um eine schnellere Gewichtsabnahme zu erzielen.

Warum Proteine?

Warum spielen Proteine (umgangssprachlich auch Eiweiße genannt) bei seriösen Diäten eine so große Rolle? Weil sie sozusagen die besten Freunde unseres Organismus sind und wie fleißige Bienchen dazu beitragen, unseren Körper funktionsfähig zu halten. Sie gehören zu den Grundbausteinen unserer Zellen und bilden grundlegende Komponenten unserer Muskulatur. Darin liegt auch die Gefahr bei den proteinarmen Diäten. Wenn Sie eine Woche lang rund um die Uhr ausschließlich Gemüsesuppe verzehren, nehmen Sie ab – sogar schnell. Doch der Mangel an Proteinen bringt unter anderen zwei gravierende Probleme mit sich:

- Sie verlieren genauso viel Muskelmasse wie Fettgewebe.
- Wenn Sie wieder zunehmen, kehren die Kilos stets in Form von Fett zurück.

Auch der Zustand von Haut, Haaren, Sehnen, Knochen, Zähnen und Blutgefäßen hängt von Proteinen ab. Darüber hinaus tragen sie zum Wachstum und zur Wundheilung sowie zum Aufbau von Kollagen und Bindegewebe bei, die unserem Körper Struktur verleihen. In Form von Enzymen helfen sie dem Körper bei der Energieproduktion. Manche Proteine steuern als Hormone wichtige Funktionen des Organismus. Die sogenannten Peptidhormone Insulin und Glucagon beispielsweise regulieren den Blutzuckerspiegel. Andere Proteine stehen im Dienst unseres Immunsystems und unterstützen es bei der Abwehr von Fremdkörpern wie Viren oder schädlichen Bakterien.

So erstaunt es nicht, dass unser Körper ständig Nachschub und Reserven an Proteinen braucht.

Wo findet man die Proteine in der Nahrung? Ganz einfach: in Fleisch, Fisch, Eiern, Milch, Sojaprodukten wie Tofu, Nüssen und in Hülsenfrüchten wie Bohnen, Erbsen und Linsen. Allerdings sind Hülsenfrüchte ebenso wie Getreide eine Zuckerquelle, sodass sie nicht in die Turbophase (Phase 1) passen. Diese natürlichen Proteinlieferanten schmecken garantiert besser als die Proteinpulver aus der Apotheke.

Wichtige Hinweise:

Die Phase 1 (Turbophase) ist keine strenge Protein-Diät, die sämtliche Nahrungsmittel ausschließt, aus denen der Körper den Energielieferanten Zucker gewinnen kann (Tomaten beispielsweise enthalten winzige Mengen Zucker). Dennoch dürfen Sie die Phase 1 nicht über einen längeren Zeitraum ohne medizinische Betreuung und ohne vom Arzt vorgeschriebene Nahrungsergänzungsmittel durchführen. Auch bei der kurzfristigen Anwendung der Phase 1 gilt: Beim geringsten Zweifel, ob diese Diät für Ihren aktuellen Gesundheitszustand geeignet ist, den Arzt fragen!

Besonderer Vorteil: Die Turbophase eignet sich gut für Zeiten, in denen Sie über die Stränge schlagen. Vielen beschert vor allem die Weihnachtszeit mit ihren kulinarischen Verführungen das eine oder andere zusätzliche Kilo. Der Rock spannt, die Jeans geht nur noch mit Mühe zu. Doch zwei, drei Tage (maximal eine Woche) mit der Turbophase können Sie schnell wieder von der überschüssigen Last befreien.

Unbedingt beachten! Nehmen Sie die Turbophase nicht auf die leichte Schulter. Spätestens nach zwei Wochen muss Schluss sein! Ihr Organismus braucht die verschiedenen Gruppen an Zucker, die in vielen Nahrungsmitteln enthalten sind, als Energielieferanten. Nur ein Arzt kann über eine längere Dauer der Phase 1 entscheiden, um sie dann überwachend zu begleiten – eventuell in Kombination mit einem Therapeuten. Wenn Sie diese strenge Diät auf eigene Faust verlängern, müssen Sie nicht nur mit gesundheitlichen Risiken, sondern auch mit psychischen Problemen rechnen. Die Unzufriedenheit, die während eines längeren Zeitraumes auftreten kann, wirft das seelische Gleichgewicht ziemlich aus der Bahn. Sie können nach mehreren Wochen der Phase 2 oder 3 für kurze Zeit in die Phase 1 zurückkehren.

Große körperliche Anstrengungen, z. B. intensive sportliche Betätigung, sollten Sie während der Phase 1 vermeiden. Da Sie nicht sehr viele Kalorien zu sich nehmen, entziehen Sie Ihrem Körper nur unnötig Kraft – ohne mehr abzunehmen. Aktivitäten wie Yoga oder Stretching tun Ihnen dagegen gut, ebenso wie fachgerecht ausgeführte Massagen und Maßnahmen zur Entschlackung. Sie helfen Ihnen, bewusst wahrzunehmen, wie Ihre Figur sich zu verändern beginnt.

Was bedeutet Ketose?

Der Energielieferant Zucker ist ein Baustein der Kohlenhydrate. Wenn Sie Kohlenhydrate zu sich nehmen, z. B. in Form eines Schokoriegels, nutzt Ihr Körper so viel von dem darin enthaltenen Zucker, um im jeweiligen Moment einwandfrei funktionieren zu können. Den Überschuss wandelt er in Fett um, das er als Reserve für Hungerzeiten speichert.

Sie finden solche Reserven wahrscheinlich überflüssig und vor allem hässlich, wenn Ihre Pobacken oder Hüften als Speicher dienen. Doch Ihr Körper folgt nur einem Überlebensmechanismus, der seit Urzeiten in unseren Genen verankert ist. Bis heute hat er nicht begriffen, dass wir in einer Gesellschaft leben, in der Nahrung im Überfluss zur Verfügung steht. Unbeirrt trifft er Vorsorge für Zeiten des Mangels. Wenn der Nachschub an Energielieferanten fehlt, ist er in der Lage, die benötigte Energie durch Abbau der Fettreserven zu produzieren. Und hier kommt nun die Ketose ins Spiel.

Wenn wir unserem Körper Kohlenhydrate nur noch in sehr geringen Mengen zuführen – wie in der Phase 1 (Turbophase) –, interpretiert er das als Hungerzustand und greift auf seine Fettreserven zurück. Zur Deckung des benötigten Energiebedarfs wandelt er Fette zu Energieträgern um: zu Ketonkörpern, die den aus den Kohlenhydraten abgebauten Zucker ersetzen. Diesen Vorgang nennt man Ketose.

Das Resultat: Ihr Körper verbrennt seine Fettreserven, ohne dass Sie quälenden Hunger oder Müdigkeit verspüren – und Sie nehmen ab.

Phase 2: Übergangsdiät

Die Phase 2 dient als Übergang zwischen den Phasen 1 und 3. Sie können die Phase 1 aber auch ganz weglassen und direkt in die Phase 2 einsteigen.

Das Ziel: relativ schnelle Gewichtsabnahme, aber langsamer als in Phase 1.

Ihre Aufgabe: sich an das Ernährungsprogramm halten, beim Würzen oder Zubereiten der Gerichte nichts nach eigenem Belieben hinzufügen und nichts zwischen den Mahlzeiten knabbern.

Was steht auf dem Speiseplan? Das Gleiche wie in Phase 1, wobei der Anteil an Kohlenhydraten zum Frühstück und Mittagessen langsam erhöht wird. Bestimmte Obstsorten werden wieder eingeführt.

Der Speiseplan im Überblick: Zu dem in Phase 1 aufgeführten Fisch und Geflügelfleisch kommt mageres Schweine- und Rindfleisch hinzu. Die Auswahl der Phase-1-Gemüsesorten wird um Blumenkohl, Brokkoli, Möhren, Rosenkohl, Rüben, Rote Bete, Schwarzwurzel, weiße Rüben und Zwiebeln ergänzt.

Im Gegensatz zu Phase 1 steht nun auch Obst auf dem Programm: Ananas, Äpfel, Aprikosen, Birnen, Erdbeeren, Grapefruits, Kiwis, Mangos, Nektarinen, Pfirsiche, Orangen und Wassermelonen. Kirschen, Kokosnuss und Weintrauben folgen später. An Tagen, an denen Sie sich sportlich betätigen,

z. B. durch Joggen, Walken oder Schwimmen, können Sie eine Banane essen. Auch stärkehaltige Nahrungsmittel wie Vollkornbrot, Vollkornpasta, Vollkornreis sowie Hülsenfrüchte (Linsen, Dicke Bohnen) finden sich wieder auf dem Speiseplan. Wenn das nicht (fast) ein Schlemmerparadies ist!

Ihre Belohnung: Eine abwechslungsreiche Ernährung, bei der Sie abnehmen. Und wenn Sie mal Lust auf Zuckergeschmack haben, lutschen Sie wie Madonna einen »Chupa Chups Cremosa« – der Lutscher schmeckt nach Erdbeere und ist mit Süßstoff gesüßt.

Bitte beachten: Meiden Sie fette Nahrungsmittel sowie Nahrungsmittel, bei denen der Zucker rasch abgebaut wird und schnell den Blutzuckerspiegel beeinflusst, wie z. B. Weißbrot oder Schokolade. Das sind unerlässliche Voraussetzungen, um abzunehmen!

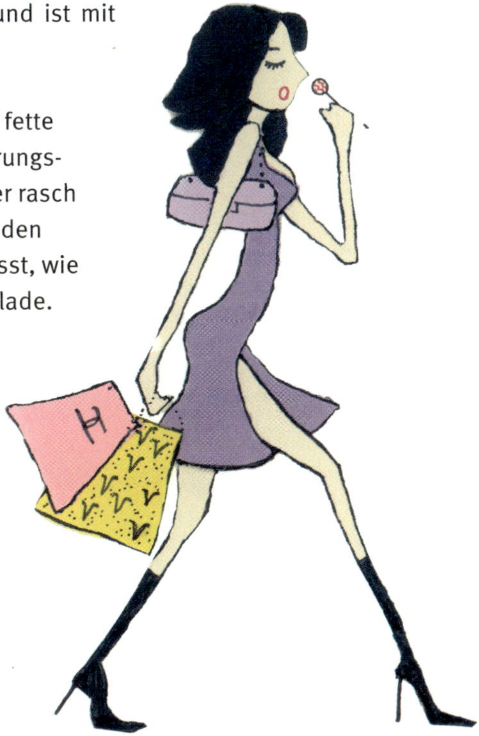

Auf die Masse kommt es an

Vielleicht liegen Ihnen viele Ihrer Mitmenschen in den Ohren, Sie sollen abnehmen. Das mag ja stimmen, allerdings sollten Sie dabei nicht einfach irgendwie vorgehen.

Während einer Diät nimmt man in der Regel ab. Doch woraus bestehen die gepurzelten Pfunde? Eine etwas merkwürdig anmutende Frage, aber wichtig. Unser Körper setzt sich aus Wasser (70 Prozent), aus Magermasse (20 Prozent Muskeln und 7 Prozent Knochen) und aus Fettmasse (Körperfett) zusammen.

Welcher Bestandteil soll verringert werden, um schlanker zu werden? Die Fettmasse natürlich. Von der Magermasse, genauer gesagt: der Muskelmasse, soll möglichst wenig verloren gehen, was mit einer proteinreichen Diät möglich ist. Warum? Muskeln sind starke Energieverbraucher. Sie sind ständig in Aktion und verbrennen sogar im Ruhezustand Kalorien.

Fazit: Je mehr Muskelmasse vorhanden ist, desto mehr Kalorien werden verbrannt. Es gilt also, diese wertvollen Verbündeten zu schützen.

Phase 3: Langzeitdiät

Das Ziel: weiterhin abnehmen, aber langsam und ohne Frust.

Ihre Aufgabe: Sie steuern allmählich eine ausgewogene Ernährung an.

Was steht auf dem Speiseplan? Protein- und stärkehaltige Nahrungsmittel, kombiniert mit Grünkost im weitesten Sinn, werden zum Bestandteil des normalen Speiseplans. Fette Nahrungsmittel bleiben weiterhin außen vor.

Der Speiseplan im Überblick: alle Fleischsorten, allerdings ausschließlich die mageren Teile (auch vom Steak den Fettrand entfernen!), alle Fischarten, darunter auch Räucherlachs und Thunfisch in Öl aus der Dose. Hinzu kommen Eier, Milchprodukte (außer Käse), alle in Phase 1 und 2 verwendeten Gemüse- und Obstsorten sowie die stärkehaltigen Nahrungsmittel aus Phase 2.

Ihre Belohnung: Von Zeit zu Zeit können Sie etwas Bitterschokolade (zwei Stück!) naschen, am besten nach dem Mittagessen. Lassen Sie die Schokolade langsam auf Ihrer Zunge zergehen, um den maximalen Genuss herauszuholen.

Bitte beachten: Mit den Stückchen Schokolade sind nicht etwa zwei Riegel gemeint, sondern die Hälfte eines Riegels oder zwei Stückchen in Schogettengröße.

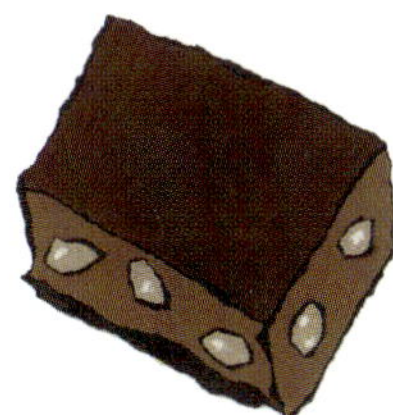

Die Stabilisierungsphase und ihre Bedeutung

Sobald Sie die Diät beendet und Ihr angestrebtes Gewicht erreicht haben, stellt sich meistens wie auf Knopfdruck die Lust zum Feiern ein: Braten mit Sahnesauce, Pizza, Pasta, Weißbrot, Champagner, ein kühles Bier, Schokoladenkuchen, Pudding oder was auch immer Sie sich als Festschmaus wünschen. Um Ihnen die Freude nicht zu verderben, ermuntern Freunde und Familie Sie regelrecht zu dem Gelage. Der Genuss sei Ihnen ja auch gegönnt, unter einer Bedingung: Sie lesen genau, was im Folgenden über »Stabilisierung« geschrieben steht. »Muss das sein, jetzt, wo alles vorbei ist?«, fragen Sie vielleicht. Ja, es muss sein, wenn Sie all die Anstrengungen der vergangenen Wochen oder gar Monate nicht gleich wieder in den Wind schießen wollen.

TIPP:

Stark Übergewichtige, die viel Gewicht verlieren wollen oder müssen, können der Phase 3 gefahrlos über einen langen Zeitraum folgen. Sie bietet alle Nährstoffe, die der Körper braucht, und verursacht weder Müdigkeit noch Unzufriedenheit. Letzteres natürlich mit Ausnahmen: Vor Neidanfällen auf Mitmenschen, die Napfkuchen und andere Leckereien vor Ihren Augen in sich hineinstopfen, sind Sie nicht hundertprozentig geschützt – dagegen ist wohl niemand gefeit!

Die Stabilisierungsphase dient dazu, das erreichte Gewicht auf Dauer zu halten. Stellen Sie sich vor, Sie haben sich ein Bein gebrochen, bekommen den Gips entfernt und starten sofort zu einem 100-Meter-Lauf. Was glauben Sie, wie es danach Ihrem Bein und Ihrem Gemüt geht? Nach einer dermaßen voreiligen Eskapade heißt es wahrscheinlich: alles auf Anfang, das Bein erneut ruhig stellen, und Sie sind am Boden zerstört. Ähnlich ergeht es Ihnen, wenn Sie nach Abschluss der Diät sofort in Ihr »altes Leben« zurückkehren. Ihre Figur gerät in Windeseile aus den Fugen, während Ihre Moral und Kraft, erneut eine Diät zu absolvieren, gegen null tendieren. Überzeugt?

Was passiert während der Stabilisierungsphase?

Sie führen die meisten der Nahrungsmittel, die während der Phasen 1 bis 3 nicht auf dem Speiseplan standen, nach und nach und in kleinen Portionen wieder ein.

Faustregel: Rechnen Sie pro abgenommenem Kilogramm einen Monat Stabilisierung – fünf Kilogramm Gewichtsverlust bedeuten fünf Stabilisierungsmonate.

Ihr Körper und Ihr Gehirn brauchen diese Zeit, um sich an Ihr neues Gewicht zu gewöhnen. Daraus ergibt sich auch die Schlussfolgerung, dass zu schnelles Abnehmen Körper und Gehirn erheblich irritiert. Manche stark Übergewichtige, die im Lauf eines Jahres 40 Kilogramm abnehmen, fühlen sich noch genauso fettleibig wie vorher, weil ihr Gehirn nicht genügend Zeit hatte, sich an die massive Veränderung zu gewöhnen.

Ein langsamer Gewichtsverlust mit anschließender Stabilisierungsphase bekommt Körper und Kopf besser. So können sich Körper und Gehirn schon während der Diät bis zu einem gewissen Grad an die Veränderungen gewöhnen.

Sehen Sie der Stabilisierungsphase gelassen entgegen. Es handelt sich dabei nicht um eine weitere Diätphase, sondern um einen Zeitraum, in dem Sie mit Bedacht essen, Ihre Essgewohnheiten im Auge behalten und »Entgleisungen« im Rahmen halten bzw. durch kurzfristiges Kürzertreten kompensieren.

Betrachten Sie diese Phase als Ihren persönlichen Gewöhnungsprozess, bei dem Sie verinnerlichen, welche Vorteile eine dauerhafte, ausgewogene und gesunde Ernährung Ihrer Figur bringt.

Phase 1, 2, 3 – welche passt zu Ihnen?

Wahrscheinlich haben Sie die Anzahl der Kilogramm, die Sie abnehmen möchten, im Kopf. Überprüfen Sie aber bitte, ob Ihr Wunschziel einem für Sie gesunden BMI entspricht. Danach überlegen Sie, welches der nachfolgenden Programme für Sie infrage kommt.

Gewichtsabnahme bis 5 Kilogramm

Wenn Sie entsprechend motiviert sind, besteht die Möglichkeit, die überschüssigen Pfunde innerhalb von acht Wochen loszuwerden:

- 2 Wochen Turbophase – nicht länger, da es sich um eine anstrengende Phase handelt, deren Begleiterscheinungen über einen längeren Zeitraum psychisch und physisch ohne ärztliche Betreuung allzu belastend sind.
- 2 Wochen Übergangsdiät.
- 4 Wochen Langzeitdiät.
- Stabilisierungsphase: pro abgenommenem Kilogramm einen Monat – die Dauer dieser Phase ist nicht beschränkt, im Gegenteil, je länger sie dauert, umso besser gewöhnen sich Körper und Psyche an das neue Gewicht und die ausgewogene Ernährung.

Gewichtsabnahme 5 bis 10 Kilogramm

Für Sie ist der Weg etwas länger. Bleiben Sie jedoch möglichst gelassen und überstürzen Sie nichts. Mit einer langsamen Gewichtsabnahme kommen Sie viel sicherer ans Ziel. Nehmen Sie etwa drei Monate ins Visier, in denen Sie irgendwann eine Woche mit der Phase 1 dazwischenschalten können. Einen Gefallen tun Sie sich, wenn Sie die Phase 3 verlängern.

- 2 Wochen Turbophase (evtl. eine Woche länger, wenn Sie sich vorher mit Ihrem Arzt absprechen).
- 4 bis 5 Wochen Übergangsdiät.
- 5 Wochen Langzeitdiät.
- Stabilisierungsphase: pro abgenommenem Kilogramm einen Monat, besser länger (siehe vorhergehender Abschnitt).

Gewichtsabnahme: mehr als 10 Kilogramm

Je mehr das Abnehmziel die 10 Kilogramm überschreitet, umso länger dauert es, bis Sie es erreichen. Das heißt, Sie müssen je nach Ausgangsgewicht mit einer ganzen Reihe an Monaten rechnen. Das mag Sie zunächst enttäuschen, aber eine solch stattliche Gewichtsabnahme ist für Ihren Körper kein Kinderspiel. Darüber hinaus sollten Sie nicht mutterseelenallein den Ratschlägen dieses Buches folgen. Ein Arzt muss Ihre Diät engmaschig überwachen! Nur Mut, mit Rat und Hilfe schaffen Sie es!

Ihr Diätablauf könnte so aussehen:

- 3 bis 4 Wochen Turbophase, nicht mehr, sonst müssten Sie mit zu vielen Frustrationen kämpfen. Sie können später für einige Tage zu dieser Phase zurückkehren, z. B. wenn die Gewichtsabnahme stagniert.
- Mindestens ein Monat Übergangsdiät.
- Bei Bedarf mehrere Monate Langzeitdiät.
- Stabilisierungsphase: Dauer nach Absprache mit dem Arzt. Falls Sie bereits in der Turbophase das angestrebte Gewicht erreichen, gehen Sie direkt zur Stabilisierungsphase über.

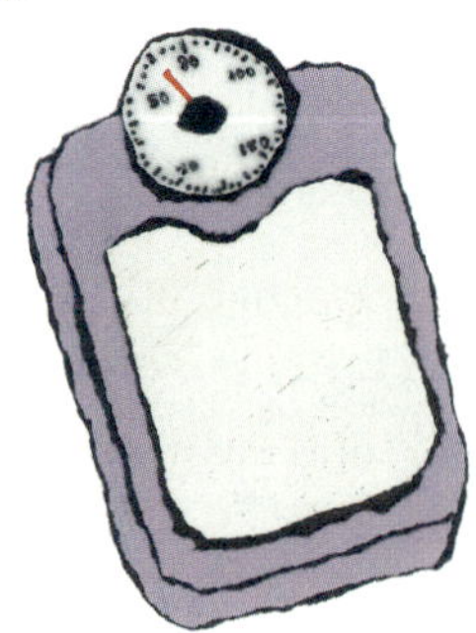

Der Start in die Diät

Auf die Plätze, fertig, los? Noch nicht ganz. Erst müssen Sie einige Dinge sicherstellen. Eine Diät lässt sich nicht mit links beschließen wie ein Kinobesuch. Schließlich muten Sie Ihrem Körper nicht zu unterschätzende psychische und physische Anstrengungen zu. Vielleicht hat er sich bisher ausschließlich mit Schokonusscreme, Pommes, Currywurst und Chips auseinandersetzen müssen. Selbst bei einem weniger fettlastigen Speiseprogramm stellt die Umstellung auf gegrilltes Hühnerfleisch für Ihren gesamten Organismus einen ziemlichen Schock dar – hart, aber notwendig und am Ende heilsam.

Nutzen Sie Rat und Hilfe

Bedenken Sie, welche Umstellung Sie in relativ kurzer Zeit vornehmen: Sie essen weniger, anders und gesünder. Zwar wiegen Sie später weniger, sehen anders aus und leben besser, doch auf dem Weg dahin brauchen Sie Unterstützung, um wohlbehalten ans Ziel zu gelangen, ganz besonders wenn es gilt, reichlich überflüssige Pfunde abzuwerfen (mehr als 10 Kilo). Beratung, Kontrolle und Hilfe finden Sie bei Ernährungsberatern sowie bei einem Arzt, der sich auf die Bereiche Ernährung und Abnehmen spezialisiert hat. Betrachten Sie Hilfestellungen weder als Zwang noch als Bevormundung, sondern als ersten Schritt auf dem Weg zur »Verschlankung«.

Klären Sie die Ausgangssituation

Wenn es um mehr als ein, zwei Kilo geht, sollte ein Gespräch mit dem Arzt am Anfang stehen. Nur er allein kann Ihnen sagen, ob und wie viel Sie aus medizinischer Sicht abnehmen sollten. Ihr persönliches Empfinden kann erheblich von seinem unparteiischen Urteil abweichen. Kommen Sie mit 52 Kilogramm Körpergewicht bei 1,70 Meter Körpergröße zu ihm und jammern: »Ich muss unbedingt drei Kilo abnehmen, damit mir meine Prada-Hose wieder passt«, bekommen Sie wahrscheinlich keine sonderlich mitfühlende Antwort zu hören. »Ganz bestimmt nicht, Sie müssen eher 18 Kilogramm zunehmen, 52 Kilo ist etwas für eine Körpergröße von 1,62.« Eine gut geführte Beratung sollte Sie von unsinnigen Abnehmwünschen befreien!

Zielabsprache: Wenn Abnehmbedarf besteht, sollte das Beratungsgespräch mit einer konkreten, realistischen Absprache enden: wie viele Kilogramm, bis wann, in welchen Stufen.

Check-up: Der »Kilo-Bilanz« folgt der Gesundheitscheck: Der Arzt nimmt Herz, Blutdruck, Blutkreislauf, Schilddrüse usw. unter die Lupe. Außerdem misst er den Umfang von Bauch, Brust, Oberarmen, Oberschenkeln, Knie und Fußknöcheln. Sinnvoll ist auch eine Blutuntersuchung, um die aktuellen Werte für Cholesterin (zur Erinnerung: HDL ist das »gute«, LDL das »schlechte«), Triglyceride und Eisen zu ermitteln.

TIPP:
Notieren Sie sich die Maße und Ihr Gewicht, wenn Sie sofort mit der Diät beginnen, Sie benötigen diese Daten für Ihr Ernährungstagebuch (siehe Seite 64 und 296).

Warum haben Sie zugenommen?

Hinter einer deutlichen Gewichtszunahme stecken mitunter Ursachen, die nicht klar auf der Hand liegen. Falls Sie den oder die Auslöser für Ihre überschüssigen Pfunde nicht kennen, sollten Sie auf »Spurensuche« gehen. Eine Diät könnte wie das Hornberger Schießen enden, also ein vergebliches Unterfangen sein. Häufig bewirkt das Ursächliche, dass Sie schnell wieder zunehmen. Zucken Sie nicht mit der Schulter und sagen: »Keine Ahnung.« Suchen Sie! Wenn es sein muss, mithilfe eines Arztes, der Ihnen nicht nur als Detektiv, sondern auch mit Rat und Tat zur Seite stehen kann.

Haben Sie einen psychischen Schock erlitten?

Scheidung, Trauer, Arbeitsplatzverlust, ein anderes tragisches Ereignis – vieles kann Sie aus der Bahn werfen und in einen depressiven Zustand versetzen. Sie vergraben sich in Ihrem Bett und stopfen Essen in sich hinein ... Eine Therapie könnte Ihnen helfen, ein traumatisches Ereignis zu verarbeiten.

Sitzen Ihnen Ängste im Nacken?

Berufliche, finanzielle, familiäre oder Beziehungsprobleme setzen Sie unter seelischen Stress. Die Angst sitzt Ihnen im Nacken, Sie funktionieren wie ein Roboter oder kämpfen wie ein Löwe. Ängste können bewirken, dass Essen zur Zwangshandlung wird. Sprechen Sie mit Ihrem Arzt darüber; sicherlich kann er Ihnen eine passende Therapie empfehlen, die Ihnen bei der Suche nach Problemlösungen behilflich ist.

Haben Sie mit dem Rauchen aufgehört?

Gut gemacht! Im Vergleich zu den Problemen, die das Rauchen mit sich bringt, ist die Gewichtszunahme, die der Nikotinabstinenz häufig folgt, das kleinste Übel.

Zehn Zigaretten am Tag erhöhen den täglichen Energieverbrauch um 200 Kalorien, aber auch das Krebsrisiko (Lungen-, Kehlkopfkrebs usw.). Wenn Sie als Exraucher 200 bis 300 Kalorien weniger essen als ein Nichtraucher, gleichen Sie die »kaloriensparende« und appetithemmende Wirkung der Zigaretten aus. Ehemalige Kettenraucher tun sich allerdings etwas schwerer.

Im Schnitt nehmen Frauen, die mit dem Rauchen aufgehört haben, 3,8 Kilogramm zu (bei Männern sind es 2,8 Kilo). Nicht selten jedoch wandert die Anzeige der Waage um 10 Kilo nach oben.

Besprechen Sie mit Ihrem Arzt, ob ein Nikotinersatz (Pflaster, Kaugummi, Pastillen, Spray) für Sie infrage kommt, um die Gewichtszunahme besser in den Griff zu bekommen.

Sind Sie in den Wechseljahren?

Frauen sind vor den Begleiterscheinungen der Wechseljahre nicht gefeit. Ihre Figur verändert sich, ihre Taille wird dicker, in ihren Geweben sammelt sich Wasser. Das ist völlig normal und kein Grund zur Aufregung. Der Stoffwechsel verlangsamt sich, der Östrogenspiegel sinkt, infolgedessen erschlafft die Muskulatur; außerdem sammeln sich Fettpölsterchen auf den Hüften, wo sie sich beharrlich halten. Viele Frauen kompensieren die neue Situation mit Knabbereien und übermäßigem Essen. (Wann haben Sie das letzte Mal die Schokonusscreme löffelweise verputzt? Gestern?)

Das Ergebnis: Manche Frauen nehmen bis zu 10 Kilogramm zu. Ihr Arzt kann mithilfe eines Tests Ihren Hormonstatus messen. An den Werten lässt sich erkennen, ob Sie auf dem Weg in die Wechseljahre oder mittendrin sind. Eventuell schlägt er Ihnen eine Behandlung vor, die eine Gewichtszunahme begrenzt. Bei Bewegungsmangel empfiehlt er Ihnen leichte sportliche Aktivitäten, die Ihren Stoffwechsel auf Trab bringen.

Leiden Sie an Stoffwechselstörungen?

Stoffwechselstörungen kommen Sie nicht alleine auf die Spur, da das Spektrum ihrer Ursachen breit gefächert ist. Es reicht von verschiedenen Erkrankungen bis hin zu hormonellen Umstellungen. Eine Blutuntersuchung kann Licht ins Dunkel bringen.

Ziehen wir als Beispiel die Schilddrüse heran, die eine wichtige Rolle für den Energiestoffwechsel spielt. Arbeitet sie zu langsam, spricht man von einer Schilddrüsenunterfunktion. Zu deren Symptomen zählen rasche Ermüdung, Kälteempfindlichkeit, Haarausfall, depressive Verstimmung – und Gewichtszunahme. Zur Behandlung verschreibt der Arzt Schilddrüsenhormone, durch die sich jedoch bereits vorhandenes Übergewicht nicht abbaut. Dafür ist eine Diät nötig.

Bereiten Sie sich und Ihre Umgebung auf die Diät vor

Nachdem Sie das medizinische Programm abgehakt haben, wenden Sie sich den nächsten Schritten zu.

Legen Sie ein Ernährungstagebuch an

Ob Sie dafür eine hübsche Kladde (ein gebundenes Buch mit leeren Seiten) oder ein schlichtes Ringbuch verwenden, bleibt Ihnen überlassen. Betrachten Sie das Tagebuch nicht als lästige Pflicht, sondern als eine Art Ermittlungsakte, in die Sie alles hineinschreiben, was mit Ihrem »Fall« zu tun hat, und Ihnen hilft, ihn zu lösen – Freispruch (hoffentlich) inbegriffen.

So eröffnen Sie Ihre »Akte«

Legen Sie mehrere Wochenpläne zur Ernährung an. Ein Beispiel für die Aufteilung des Plans finden Sie im Anhang. Mit den Eintragungen beginnen Sie möglichst zehn Tage vor Ihrem Diätbeginn. Das bringt Ordnung in Ihre Gedanken, weil Sie dank Ihrer Notizen bewusster wahrnehmen, dass Currywurst und Ähnliches nicht gerade der Hit beim Abnehmen sind.

So stimmen Sie sich auf die Ernährungsumstellung ein

- Legen Sie eine Übersicht für Ihre Maße und Ihr Gewicht ein. Welche Maße Sie eintragen sollten, zeigt Ihnen das Beispiel »Gewicht und Maße im Überblick« im Anhang.
- Kleben Sie ein aktuelles Vorher-Foto ein und lassen Sie Platz für das Nachher-Foto, nach Belieben auch für ein lohnenswertes Zwischendurch-Foto.

Suchen Sie sich eine Verbündete

Zu zweit ist es einfacher. Eine Verbündete ermutigt, motiviert in schweren Momenten, hilft beim regelmäßigen Messen des Taillenumfangs und anderer aussagekräftiger Körperstellen, steuert Ideen zum Speiseplan bei, begleitet Sie zur Gymnastik oder anderen sportlichen Aktivitäten und feiert Ihre Erfolge mit Ihnen. Und nicht zuletzt: Sie reden miteinander über alles, was Sie während einer Diät bewegt – persönlich, am Telefon, per E-Mail, per SMS oder per Webcam. Reden, sich austauschen – das hilft, Tiefpunkte zu überwinden, z. B. wenn der Neid Sie überfällt, weil anscheinend jedermann Kuchen futtern darf, nur Sie nicht. Ideal ist es, wenn sich Ihre Verbündete mit Ihnen gemeinsam auf die Diätreise begibt, es reicht aber auch schon, wenn sie die Funktion eines Coachs einnimmt.

Wer eignet sich? Freundin, Kollegin, Schwester, Kusine, ganz egal, jeder eignet sich, der Sie mag und Ihren Willen zur Veränderung respektiert und unterstützt. Vermeintlich gut gemeinte Bemerkungen wie »Für die weiße Jeans bist du aber noch ein bisschen zu dick« können Sie jetzt nicht gebrauchen. Besserwisser, die Ihnen mit einem »Ich kenn dich doch, das schaffst du nie« den Wind aus den Segeln nehmen, eignen sich ebenfalls nicht. Auch mütterliche Wesen, die besorgt von sich geben: »Gönn dir doch lieber den Kuchen, statt dich dummzuhungern«, stärken Ihr Durchhaltevermögen nicht. Ob sich Ihre eigene Mutter als Verbündete eignet, sei dahingestellt. Mütter sehen ihre Töchter mit anderen Augen. Selbst wenn die Tochter sich den 100 Kilo nähert, bringen manche Mütter es tatsächlich fertig zu sagen: »Eine Diät! Kind, bist du verrückt? Du bist doch jetzt schon spindeldürr.«

Wer eignet sich vielleicht nicht so gut? Um des lieben Beziehungsfriedens willen sollten Sie Ihren Partner nicht zum Coach auserwählen. Mitleid und Mitleiden kann einer Partnerschaft den Zauber nehmen. Oder es gibt endlose Diskussionen, weil er Ihre mehr als molligen Schenkel tatsächlich schätzt. Während einer Diät sollen die Kilos, nicht die Liebeslust schwinden. Doch hier einen generellen Rat zu geben, wäre vermessen. Manche Männer tragen ihre Partnerin gewissermaßen auf Händen durch die Diät, andere springen mit auf den Diätzug auf, und einige sind alles andere als eine Stütze. Ob Ihr Partner sich als Verbündeter oder Coach eignet, müssen Sie selbst entscheiden.

Machen Sie Ihr Zuhause diätfest

Während der folgenden Wochen bildet Ihr Zuhause Ihr Diätzentrum. Hier versorgen Sie sich jeden Tag mit Essen, während sich das Auswärtsessen in Grenzen hält. Daher lohnt es sich, die folgenden Maßnahmen zu ergreifen, um Ihre »Diätburg« optimal zu gestalten.

Machen Sie »Frühjahrsputz« So ein Großreinemachen vermittelt Ihnen das Gefühl, neu durchzustarten. Der kleine Zusatznutzen: Jede Stunde Hausarbeit verbrennt 200 Kalorien.

Nutzen Sie die Chance und befördern Sie alles, was Ihre Diätkreise stören könnte, aus Ihrem Blickfeld. Liegen da nicht stapelweise alte Zeitschriften herum mit Rezepten, die Sie niemals nachkochen werden und die während Ihrer Diät nur an Ihren Nerven kratzen? Ab in den Papierkorb. Was ist mit den Pralinen von Tante Monika? Die gammeln schon lange vor sich hin, weil sie Ihnen nicht schmecken, die Sie aber dennoch einige Mal vor dem Fernsehen verschlungen haben, wenn nichts Besseres greifbar war. Schauen Sie sich in Ihrem Zuhause um, Sie finden bestimmt einiges! Werten Sie es als symbolischen Akt: So wie Sie die überflüssigen Kilos an altem Kram wegwerfen, werden Sie – mit der Zeit – auch Ihre überschüssigen Kilos abwerfen.

Gestalten Sie die Küche um In der Küche werden Sie während Ihrer Diät möglicherweise mehr Zeit verbringen als vorher. Überlegen Sie, welche Auffrischung machbar ist. Ein Neuanstrich? Eine neue Dekoration? Blumenaufkleber auf dem Kühlschrank – Ihrem »alten Feind« – oder auf den Kacheln? Neue Vorhänge? Ein kleiner Kräutergarten auf dem Fensterbrett? Was auch immer Sie tun, Ihr Ziel sollte eine Küche sein, die Ihnen wie ein kleines Paradies erscheint und nicht wie eine Folterkammer.

Sehen Sie in Ihre Schränke Haben Sie eine Pfanne mit Antihaftbeschichtung und einen Dampfkochtopf? Beides werden Sie in Zukunft brauchen. Wie sehen Ihre Vorräte aus? Räumen Sie alles außer Sichtweite, was nicht zu Ihrer Diät passt. Wenn in Schränken, die Sie häufig öffnen, jedes Mal Chips, Kekse oder Süßigkeiten in Ihr Blickfeld geraten, quälen Sie sich nur unnötig. Sie müssten ein Übermensch sein, um solchen Verführungen über längere Zeit standhaft zu widerstehen.

Sorgen Sie für ein angenehmes Schlafklima Stickige Luft, Staub und zu viel Wärme stören den Schlaf. Lüften Sie Ihr Schlafzimmer vor dem Zubettgehen gründlich. Stellen Sie die Heizung so ein, dass die Raumtemperatur 18 oder 19 Grad Celsius nicht übersteigt (sofern es die Außentemperaturen zulassen). Halten Sie den Raum, in dem Sie schlafen, so staubfrei wie möglich (ein Wohn-Schlafzimmer müssen Sie eventuell häufiger putzen). Diffuser mit beruhigenden ätherischen Ölen verhelfen vielen Menschen zu einem besseren Schlaf (probieren Sie es aus). Ein erholsamer Schlaf ist während einer Diät noch wichtiger als sonst.

Verwandeln Sie Ihr Bad in eine Wohlfühloase In Ihrem Bad beschäftigen Sie sich intensiv mit Ihrem Körper. Grund genug, um dort eine Wohlfühlatmosphäre zu schaffen, sei es mit gedämpftem Licht, Duftkerzen, auserlesenen Badezusätzen, hübschen, weichen Handtüchern oder was Ihnen sonst noch an Verwöhnprogramm einfällt. Derartige Streicheleinheiten helfen Ihnen, den wöchentlichen Gang zur Waage gelassener anzutreten.

Erleichtern Sie sich das Einkaufen

Gehen Sie nicht mit leerem Magen einkaufen! Ein leerer Magen gehört zu den schlimmsten Verführern überhaupt. Gehen Sie deshalb niemals hungrig einkaufen. Mit knurrendem Magen kaufen die meisten Menschen mehr fetthaltige und süße Produkte als mit vollem Bauch. Die Supermärkte nutzen

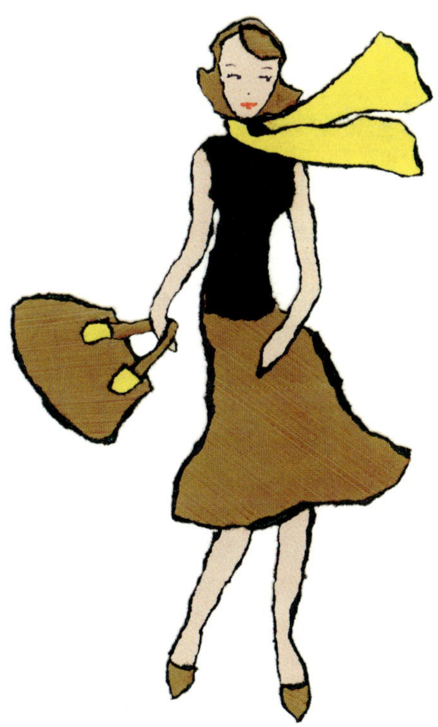

ihre Chance, indem sie uns die entsprechenden Waren direkt vor die Nase stellen. Selbst wenn hungrige Kunden der Versuchung zunächst widerstehen, führt ihr leerer Magen sie wie von Zauberhand ans Regal oder den Sonderangebotskorb zurück – und sie greifen zu. Essen Sie deshalb direkt vor dem Einkaufen, dann gelingt es Ihnen, an dem Kiloglas Schokonusscreme zum Sonderpreis kalt lächelnd vorbeizumarschieren. Damit bekommen Sie jedoch keinen Freibrief für ein zusätzliches Essen vor dem Einkauf, sondern den Rat: Gehen Sie direkt nach einer Mahlzeit einkaufen!

Organisieren Sie Ihre Einkäufe Das Überdenken Ihrer Einkaufsgewohnheiten gehört mit zur Vorbereitung Ihrer Diät. Nach Möglichkeit sollten Sie einmal pro Woche Ihren Bedarf an Getränken (Mineralwasser, Milch, Cola light) und lange (Öl, Essig) oder mindestens eine Woche haltbaren Lebensmitteln (Joghurt, Quark, Butter) decken. Das spart Zeit und nicht zuletzt Geld, da vieles, was Sie ohnehin die Woche über benötigen, im Mehrfachpack oder in der Großpackung preisgünstiger ist. Empfindliche Nahrungsmittel wie Fleisch, Fisch sowie leicht verderbliche Obst- und Gemüsesorten besorgen Sie am besten täglich oder jeden zweiten Tag. Falls die Aussicht auf das tägliche Einkaufen von frischer Grünkost Sie abschreckt: Riechen Sie mal an einem knackfrischen Fenchel und stellen Sie sich vor, welche raffinierte Würze dieses aromatische Gemüse einem frischen, gedünsteten Kabeljaufilet verleiht. Öffnen Sie Ihre Sinne für den Duft, den Geschmack und das appetitliche Aussehen der frischen Kost. Die Aussicht auf für Sie vielleicht ganz neue Sinnesfreuden erleichtert das eventuelle Neu- oder Umorganisieren Ihrer Einkäufe.

Entdecken Sie kleine Würzwunder Mit Fetten bewusst und sparsam umzugehen, bedeutet für viele einen harten Einschnitt in gewohnte Zubereitungsmethoden. Wie schmeckt wohl in Zukunft der Salat mit wenig Öl, der gekochte Schinken ohne Fettrand, der Fisch ohne fettgetränkte Panade? Ausgezeichnet, denn dafür gibt es eine ganze Palette an Würzen, die kleine Geschmackswunder vollbringen – angefangen von Kräutern und Gewürzen über geschmackvolle Essigsorten bis hin zu Chilisaucen. Beispielsweise retten würzige Kräuter und Balsamico-Essig den Salat und Fisch vor fadem Geschmack. Pfeffer und Chili vermitteln die Illusion, Gerichte aus den Küchen ferner Länder zu verspeisen.

Schreiben Sie eine Einkaufsliste Wappnen Sie sich mit einem detaillierten Einkaufszettel gegen Versuchungen. Die Mühe lohnt sich! Er hilft Ihnen, sich frustrierende Ausrutscher zu ersparen, und bestärkt Sie in der Einsicht: »Nein, dieses Glas Mayonnaise gehört nicht in meinen Einkaufskorb!« Beispielhafte Einkaufszettel für jede Diätphase finden Sie im Folgenden bei den Speiseplänen der einzelnen Phasen.

Die 10 goldenen Regeln der Drei-Phasen-Diät

Die nachfolgenden Regeln sind als Stütze gedacht, an der Sie sich festhalten oder entlanghangeln können, um sich während Ihrer Diät vor Tiefpunkten oder gar Abstürzen zu bewahren. Lesen Sie aufmerksam, was hinter diesen Regeln steckt, dann erkennen Sie schnell ihren hilfreichen Wert.

1. Nehmen Sie täglich alle drei Hauptmahlzeiten ein

Ihr Körper reagiert, wenn Sie ihm eine Mahlzeit vorenthalten. Viele glauben, mit einer ausgelassenen Mahlzeit könne man Kalorien »sparen«, ohne dass es der Körper merkt. Weit gefehlt, denn so riskieren Sie eine Heißhungerattacke. Innerhalb der nächsten drei Stunden, die der ausgelassenen Mahlzeit folgen, stellt sich in Ihrem Blut ein Mangel an Zucker (Unterzuckerung) ein. Infolgedessen verlangen Ihre nun unterversorgten Gehirn- und Muskelzellen vehement nach Zucker, der dem Körper schnell zur Verfügung steht, wie es z. B. beim Verzehr von Kuchen oder Schokolade der Fall ist. Wenn Sie diesem starken Verlangen, dem Heißhunger, nachgeben, schüttet Ihr Körper Insulin aus, das den zugeführten Zucker im Eiltempo in die Zellen bringt. Dort wird er in Energie umgewandelt oder gespeichert. Kurz darauf herrscht schnell wieder Zuckermangel in Ihrem Blut, was wiederum den Heißhunger auslöst, der nach Zuckerzufuhr schreit. So geraten Sie in einen Teufelkreis, der das Abnehmen erheblich erschwert.

2. Knabbern Sie nichts zwischendurch

Auf Ihrem Tagesspeiseplan stehen fünf Mahlzeiten: drei Haupt- und zwei Zwischenmahlzeiten. Zwischen den einzelnen Mahlzeiten sollten Sie Ihrem Körper eine »Arbeitspause« gönnen, sonst reagiert er ähnlich wie im vorhergehenden Abschnitt beschrieben. Garantiert bleibt es nicht bei einer Nuss oder einem Stückchen Obst. Fängt man einmal mit der Knabberei an, hat man Mühe aufzuhören. Sie kennen diesen Mechanismus wahrscheinlich von der Chipstüte, die urplötzlich leer ist, obwohl Sie nur eine klitzekleine Handvoll essen wollten. Wenn Sie ein Hungergefühl spüren und die nächste planmäßige Zwischen- oder Hauptmahlzeit Ihrem Empfinden nach noch in weiter Ferne liegt, trinken Sie ein Glas Wasser, Cola light oder zuckerfreien Eistee, oder kauen Sie einen zuckerfreien Kaugummi. Auch Ablenkung hilft. Gehen Sie mit Volldampf an Ihre Arbeit, machen Sie einen Einkaufsbummel oder lesen Sie etwas, und denken Sie an das Sprichwort: Müßiggang ist aller Laster Anfang, wobei hier das Laster in Gestalt von Knabbereien daherkommt.

3. Schlagen Sie am Wochenende nicht über die Stränge

Endlich Wochenende! Die Woche über haben Sie Ihre Diät stramm durchgezogen, nun möchten Sie die Leinen mal etwas lockerer lassen. Vorwände finden sich genug. Die Kinder wollen einen Kuchen backen, Freunde oder Verwandte kommen zu Besuch, irgendjemand hat Geburtstag und so weiter und so fort. Bei Menschen, die mit ihrem Gewicht im Reinen sind, gleichen sich kulinarische Wochenendsünden im Jahresdurchschnitt aus. Doch im Rahmen einer Diät werfen solche Ausrutscher Sie zurück. Vor allem die Phase 1 sollten Sie unbedingt eine ganze Woche – sprich sieben Tage – durchhalten. Später können Sie sich kleine Abweichungen erlauben. Dabei hilft Ihnen, dass Sie im Verlauf dieses Buches unter anderem lernen, welche Lebensmittel Sie nicht kombinieren sollten und wie Sie geschickt Mengen begrenzen (ein Stück Kuchen ja, aber nicht gleich drei). Bedenken Sie bitte auch: Zwei Kekse mit

125 Kalorien machen Sie nicht im Handumdrehen mit ein bisschen Sport wett, wenn Sie ansonsten das ganze Wochenende über auf der Couch lümmeln.

4. Achten Sie auf die Mengen

Die Details dieser Regel können Sie sich leicht merken:

- *Gemüse:* Unabhängig von der Diätphase steht Gemüse in Hülle und Fülle auf dem Speiseplan, natürlich ohne Öl zubereitet.
- *Tierische Fette:* Der Anteil an tierischen Fetten sollte in allen Phasen der Diät einen Esslöffel pro Hauptmahlzeit nicht überschreiten. Diese Fettmenge ist in 150 Gramm Hühner- oder Putenfleisch oder fettem Fisch oder 300 Gramm weißem Fisch (wie Kabeljau) enthalten. Ab Phase 2 schlägt auch die Butter zu Buche (10 Gramm kalorienarme Butter zum Frühstück); Sie können dann auch rotes Fleisch (wie mageres Rindfleisch) verzehren, wobei hier die Größenordnung 100 Gramm beträgt.
- *Kohlenhydrate:* Ab Phase 2 stehen morgens und mittags Kohlenhydrate in Form von 50 Gramm Brot oder anderen stärkehaltigen Nahrungsmitteln auf dem Speiseplan. Ab Phase 3 kommen abends weitere 50 Gramm hinzu. Diese Mengen mögen Ihnen mickrig erscheinen, doch bedenken Sie, was Sie sonst noch alles bei jeder Mahlzeit zu sich nehmen. Versuchen Sie, alte nachteilige Essgewohnheiten – wie die mit stärkehaltigen Nahrungsmitteln überladenen Mahlzeiten – nach und nach zu vergessen. Machen Sie sich lieber mit neuen, höchst erwünschten Empfindungen ver-

traut. Empfinden Sie es nicht als angenehm, wenn Sie nicht mehr »voll gestopft« vom Tisch aufstehen? Macht das Abendessen nicht mehr Spaß, wenn danach Ihre Jeans nicht droht, aus allen Nähten zu platzen?

5. Essen Sie langsam

Ihr Magen steht mit Ihrem Gehirn in Kontakt. Während Sie essen, sendet er irgendwann Signale nach »oben«, die besagen: »Nahrungszufuhr einstellen, bin satt!« Doch Ihr Magen braucht eine ganze Weile, bis er die Sättigungsnachricht losschicken kann: 15 bis 30 Minuten! Es bleibt also viel Zeit, jede Menge zu essen, ohne dass ein Signal Sie bremst. Wenn Sie in aller Eile zwei doppelstöckige Burger verschlingen, verspüren Sie immer noch Hunger. Bestenfalls wundern Sie sich darüber, schlimmstenfalls legen Sie noch ein Dessert nach. Schließlich möchten Sie ja satt werden. Wenn dann endlich die Sättigungsnachricht in Ihrem Gehirn eintrifft, haben Sie viel mehr gegessen, als Ihr Körper eigentlich braucht.

Ihr Essenstempo spiegelt auch Ihren Stresslevel wider. Gestresste Menschen essen schneller und mehr, was zwangsläufig die Gewichtszunahme fördert.

Was tun? Ruhe in Ihre Mahlzeiten bringen. Setzen Sie sich aufrecht auf einen Stuhl mit Lehne an den Esstisch. Allein die Sitzhaltung hilft Ihnen schon, sich auf das Essen zu konzentrieren und es ebenso bewusst wie langsam zu verzehren. Außerdem arbeitet Ihr Magen in dieser Haltung besser, als wenn Sie zusammmengekauert auf einem Sofa sitzen. Um Ihr Essenstempo zu drosseln, legen Sie Ihr Besteck nach jedem Bissen auf den Teller.

Essen Sie immer noch zu schnell? Dann gönnen Sie sich ausnahmsweise ein ungewöhnliches Training vor dem Fernsehapparat oder Radio: Nehmen Sie sich z. B. vor, den nächsten Bissen des köstlichen gedämpften Kabeljaus nicht vor dem Ende des aktuellen Berichts hinunterzuschlucken. Oder warten Sie mit dem nächsten Gemüsestück, bis der letzte Ton eines Songs im Radio erklingt. Mit dem Dessert beginnen Sie erst nach dem Werbeblock usw. Aber: Die Betonung liegt ausdrücklich auf Training und ausnahmsweise! Diese Übung darf Sie keinesfalls in schlechtem Essverhalten, dem gedankenlosen Futtern vor dem Fernseher, bestärken. Es geht darum, dass Sie ein für allemal lernen, langsam und bewusst zu essen!

6. Reduzieren Sie die Zuckerzufuhr

Da in Phase 1 die Ketose eine Rolle spielt (siehe »Was ist Ketose«, Seite 49), meiden Sie in diesem Zeitraum zuckerhaltige bzw. kohlenhydratreiche Nahrungsmittel. Nahrungsmittel wie Brot und andere stärkehaltige Lebensmittel, bei denen der abgebaute Zucker relativ langsam den Blutzuckerspiegel beeinflusst, werden bald wieder eingeführt. Um Zuckerbomben wie Bonbons oder Kuchen, die Ihren Blutzuckerspiegel schlagartig in die Höhe jagen, müssen Sie jedoch noch eine ganze Weile einen Bogen machen.

7. Verwenden Sie Speiseöl in Maßen

Ein gewisses Maß an Fetten braucht jeder Mensch, damit Gehirn und Darm gut funktionieren. Die Größenordnungen bei

Welches Speiseöl?

Zum Würzen eignet sich Rapsöl ausgezeichnet. Es enthält reichlich Omega-3-Fettsäuren, die nicht nur den Herzfunktionen gut tun, sondern auch als eine Art natürliche Antidepressiva gelten. Nussöle passen auch gut ins Konzept. Durch ihren intensiven Geschmack lassen sie sich sehr sparsam verwenden.

Zum Kochen ist Erdnussöl optimal, weil es hohe Temperaturen (über 200 °C) verträgt. Auch natives Olivenöl eignet sich, allerdings nur für Temperaturen bis 180 °C. Verfallen Sie nicht dem Irrglauben, natives Olivenöl sei »leichtes Öl«, bei dem die Menge keine so große Rolle spielt. Auch wenn es jede Menge gesunder Eigenschaften besitzt, besteht es dennoch zu fast 100 Prozent aus Fettstoffen.

Andere Pflanzenöle wie naturbelassenes (natives) Maiskeim-, Traubenkern- oder Sonnenblumenöl bringen Abwechslung und sind reich an wertvollen mehrfach ungesättigten, also essenziellen, Fettsäuren (Omega-6-Fettsäuren, darunter die Linolsäure). Sie vertragen jedoch Temperaturen über 180 °C sehr schlecht.

tierischen Fetten kennen Sie bereits (siehe Regel 4), doch auch beim Speiseöl, das aus pflanzlichen Fetten besteht, müssen Sie vorsichtig sein. Ein Esslöffel zur Zubereitung von warmen Gerichten oder Salaten ist genug, denn das sind immerhin rund 100 Kalorien. Im Rahmen einer Diät, die 1500 Kalorien pro Tag vorsieht, haben Sie Ihr Kontingent schnell überschritten, wenn Sie Ihre Vinaigrette großzügig mit Speiseöl anrühren.

8. Nutzen Sie alternative Zubereitungsmethoden

Sie ahnen schon, was kommt? Richtig, wiederum geht es ums Fett, das nun mal nicht zu den Schlankmachern zählt. Was tun, wenn Sie den »planmäßigen« Esslöffel Öl für Ihren Salat verwenden wollen? Ganz einfach: Machen Sie sich mit der fettlosen Zubereitung von Gerichten vertraut: Hier einige einfache Zubereitungsmethoden:

- *Im Dampfkochtopf:* Für Gemüse ist das Garen im Dampf ideal. Aber auch eine Hühnerbrust – in Sojasauce mariniert und mit einem Kohlblatt umwickelt – kommt als Köstlichkeit aus dem Topf.
- *Im Ofen:* Garen oder Grillen im Backofen eignet sich für viele Gerichte ausgezeichnet, z. B. für »Dorade auf Fenchelbett«. Dafür Doradefilets (Goldbrasse) würzen, auf eine Schicht dünn geschnittenen frischen Fenchel legen, ab in den Ofen, und ruckzuck ist ein Sonntagsessen fertig, das der ganzen Familie schmeckt.
- *In Pergamentpapier:* In der Küchensprache heißt die Zubereitungsmethode, die sich für Fisch oder Fleisch bestens eignet, »en papillote« (in Pergament). Probieren Sie es aus: ein Fischfilet auf ein Stück Pergamentpapier legen, mit etwas Zitronensaft beträufeln und mit Currypulver oder Ras el-Hanout (aromatische marokkanische Gewürzmischung) so-

wie Salz und Pfeffer würzen. Das Filet einwickeln und die Papierenden wie ein Bonbonpapier zusammendrehen. Im vorgeheizten Ofen 10 Minuten garen.

- *Im Hähnchengrill:* Es gibt unterschiedliche Modelle für den Haushalt, die sich besonders gut für Geflügel eignen. Beim Grillen am Spieß landet das Fett in der Fettauffangschale und nicht auf Ihren Schenkeln. Nebenbei: Brathähnchen können Sie im Ganzen grillen – aber ohne Haut essen!
- *Im gusseisernen Topf:* Auch gut, wenn Sie Ihr Fleisch oder Gemüse mit etwas Flüssigkeit anschmoren und anschließend im Ofen langsam fertig garen (kann je nach Gericht zwei bis drei Stunden dauern).

9. Trinken Sie genügend Wasser

Viele vergessen, dass der menschliche Körper bis zu 80 Prozent aus Wasser besteht und daher ausreichend Nachschub braucht. Täglich ein Liter ist das Minimum, doch Experten raten zu mehr als dem Doppelten. Vor allem während einer Diät sollten Sie auf keinen Fall weniger als 1,5 Liter pro Tag trinken, zumal Wasser auch das Abnehmen unterstützt. In ausreichender Menge getrunken, bringt es viele Vorteile mit sich: Zwischen den Mahlzeiten fördert es die Verdauung. Außerdem hilft es, Abfall- und Giftstoffe aus den Zellen zu transportieren und auszuscheiden, unter anderem aus den Nieren, wo sich diese Stoffe ansammeln.

Wasseransammlungen und trotzdem Wasser trinken?

Die Wasseransammlungen, das heißt die Einlagerung von Wasser in den Geweben, die mit dem hormonbedingten weiblichen Zyklus in Zusammenhang stehen, kennen viele Frauen als Symptom des prämenstruellen Syndroms (PMS). Der Bauch bläht sich auf, die Brüste spannen und schmerzen, die Beine schwellen an. Von der ersten Menstruation im Jugendalter bis zur letzten, der Menopause, kann dieses Phänomen regelmäßig einige Tage vor dem Einsetzen der Regelblutung auftreten. Zum Glück klingen diese sogenannten zyklischen Wassereinlagerungen samt den damit verbundenen Kilos nach einige Tagen wieder ab. In der Zeit sollten Sie Salz besonders sparsam verwenden, da es die Wasseransammlungen fördert. Auch Mineralwasser mit einem hohen Natriumgehalt (Salzgehalt) sollten Sie meiden – auf natriumarmem Wasser steht »für die Zubereitung von Babynahrung geeignet« oder »für natriumarme Ernährung geeignet«. Und nun zur eigentlichen Frage: Ja, trinken Sie nach wie vor täglich mindestens 1,5 Liter Wasser! Wenn Sie mehr bewältigen, umso besser. So merkwürdig es klingt, aber Wasser vertreibt Wasser.

Hinweis: Da es auch krankheitsbedingte Wassereinlagerungen (Ödeme) gibt, z. B. als Symptom von Herz- oder Nierenerkrankungen, sollten Sie im Zweifelsfall einen Arzt zu Rate zu ziehen.

Gutes Wasser

Die Faustregel: Pures, reines Wasser mit einem ausgeglichenen Mineraliengehalt ist am besten. Leitungswasser besitzt vielerorts eine gute Trinkwasserqualität, doch die Meinungen darüber gehen weit auseinander. Ob Leitungs- oder Mineralwasser, es sollte Ihnen auf jeden Fall schmecken. Hat das Wasser irgendeinen für Sie unangenehmen Beigeschmack, finden Sie es schon nach kurzer Zeit abstoßend. In der Phase 1 kann das Wasser mineralreicher sein als während der restlichen Phasen. Einen Rat, welches Wasser sich für Ihre aktuellen Bedürfnisse gut eignet, kann Ihnen Ihr Arzt oder ein Ernährungsberater geben. Beide können Ihnen auch beim Enträtseln des Etiketts mit den Angaben des Gehalts an Kalzium, Magnesium, Natrium usw. helfen und Ihnen erklären, worauf Sie achten sollten.

WICHTIG:

Erledigen Sie die Wasserzufuhr nicht in einem Rutsch, indem Sie eine ganze Flasche auf einmal austrinken. Dadurch dehnen Sie nur Ihren Magen, was Ihre Diät nicht fördert, weil er sich ja an angemessene, geringere Mengen gewöhnen soll. Trinken Sie über den Tag verteilt jeweils ein kleines Glas Wasser, ganz besonders dann, wenn Sie außerhalb der regulären Mahlzeiten Lust auf Essen verspüren. Das Wasser macht Sie nicht satt, aber die regelmäßige Wasserzufuhr vermittelt das Gefühl, als sei der Magen voll. Das klappt nicht immer, aber wenn Sie motiviert sind, hilft das Wasser über manche Versuchungen hinweg.

Wasser mit Geschmack

Zugegeben, auch wenn einem Wasser schmeckt, zählt es nicht gerade zu den Gaumenfreuden. Früher oder später haben Sie die Nase voll von dem faden Gesöff. Lassen Sie es erst gar nicht so weit kommen, sondern sorgen Sie von Anfang an für Abwechslung. Trinken Sie zwischendrin Grünen oder Kräutertee oder auch mal einen schwachen Kaffee (diese Getränke zählen bei der täglichen Flüssigkeitsration mit). Natürlich ohne Zucker. Falls Sie diese Getränke partout nicht ungesüßt mögen, verwenden Sie etwas Süßstoff. Beim Tee können Sie sich vom Apotheker eine stoffwechselanregende bzw. entwässernde Mischung zubereiten lassen, z. B. auf der Basis von Schachtelhalm, Grünem Tee und Wildkirsche. Oder fragen Sie ihn nach einer zuckerfreien Fertigmischung.

Mineralwasser können Sie auch aromatisieren, z. B. mit getrockneten Kräutern wie Lavendel, Thymian oder Rosmarin, mit dünn abgeschälten Schalen von unbehandelten Zitrusfrüchten oder einigen Tropfen Orangenblütenwasser. Bei aromatisiertem Mineralwasser aus dem Handel sollten Sie vorsichtig sein. Einige dieser Produkte enthalten zwar kaum Kalorien, aber mitunter Süßungsmittel in erheblichen Mengen und andere Zusatzstoffe, die Ihrem Körper nicht gut bekommen. Ein überaus kritischer Blick auf die Zutatenliste bleibt Ihnen nicht erspart – im Zweifelsfall halten Sie sich besser an selbst aromatisiertes Wasser.

10. Schotten Sie sich nicht ab

Hegen und pflegen Sie Ihr soziales und familiäres Leben. Nur weil Sie eine Diät machen, müssen und dürfen Sie sich nicht in Quarantäne begeben. Während der Phase 1 fühlen die meisten sich besser, wenn sie sich ein wenig zurückziehen. Doch danach sollten Sie sich nicht mehr ausklinken, weder aus der Partnerschaft noch aus dem Freundeskreis und schon gar nicht aus der Familie. Sicher versteht jeder, wenn Sie Einladungen zum Abendessen bei Freunden ausschlagen. Doch wer hindert Sie daran, Gäste bei sich zu Hause zu bewirten? Ihre Kinder und Ihren Partner werden Sie ja auch weiterhin mit Essen versorgen. Selbst wenn die Kinder groß genug sind, um selber zu kochen, oder Ihr Partner mit anpackt, bringt eine Abgrenzung allen nur Nachteile. Ihr Diätplan umfasst gesunde Nahrung, die sich mit wenigen Handgriffen passend für Familie und Freunde machen lässt. Eine leichte Mahlzeit bekommt schließlich jedem gut.

Für jeden das Gleiche, nur ein bisschen anders: Kochen Sie, wann immer möglich, für die ganze Familie die Gerichte von Ihrem Diätspeiseplan. Fisch, Gemüse und Salate haben noch niemandem geschadet. Fügen Sie für Ihre Familie Reis, Nudeln, Kartoffeln usw. als Beilage hinzu. Den fettarmen Joghurt zum Nachtisch peppen Sie für Ihre Kinder mit Obst und etwas Zucker auf, während Sie zum Süßstoff greifen. Bananen sind gut, um einen kleinen Zwischen- oder Resthunger der Nicht-Diätler zu vertreiben. Sie werden sehen: Mit wenigen Abwandlungen bekommen Sie alle satt, ohne die für alle günstige Basis – eine ausgewogene Ernährung – zu verlassen.

Köstliches Essen für Gäste: Befinden Sie sich in Phase 2 oder 3, dürfte es Ihnen nicht schwerfallen, Gäste mit einem Essen zu bewirten, das Ihnen ermöglicht, »unauffällig« auf Ihrem Diätweg zu bleiben, und das allen köstlich schmeckt. Was aber tun, wenn Sie gerade in der zweiten Woche der Phase 1 stecken und Sie unbedingt Ihren neuen Freund, neue Kollegen oder andere Ihnen wichtige Personen einladen wollen oder gar müssen? Etwas anderes kochen und sich auf Diskussionen über Diäten und Übergewicht einlassen? Nein, besser nicht! Greifen Sie zum »Spezialitäten-Trick«. Wie wär's mit einem »Meeresfrüchte-Diner«? Krusten- und Schalentiere wie Garnelen, Krabben, Langusten, Hummer und Venusmuscheln machen viel her. Wer mag, reicht auch einige Austern leicht mit Pfeffer bestreut und mit Zitronensaft oder Vinaigre à l'échalote (Schalottenessig, ein Klassiker für Austernfans) beträufelt. Dazu gibt's eine Platte mit frischem Gemüse und zum Schluss einen Kaffee. Selbst mit Mineralwasser können Sie Punkte sammeln, wenn Sie eine besondere Marke auftreiben können, z. B. so kultige Sorten wie »Badoit« aus Frankreich, »Pineo« aus Spanien oder »San Pellegrino« aus Italien. Falls es Ihnen bei diesem Vorschlag vor den Kosten graust, sehen Sie sich einfach die Nahrungsmittel der Phase 1 an, daraus lassen sich auch preisgünstigere genussvolle Themenabende zaubern.

Ihr Speiseplan für die Phase 1

Noch einmal zur Erinnerung: Die Phase 1 dürfen Sie maximal eine Woche ohne ärztliche Betreuung durchführen. Ab der zweiten Woche muss Ihnen ein Arzt zur Seite stehen, aber auch dann sollte diese Phase nicht länger als vier Wochen dauern.

Die täglichen Mahlzeiten

Magerquark und Naturjoghurt begleiten Sie durch die Phase 1. Falls Ihnen der Magerquark mit der geringsten Magerstufe überhaupt nicht schmeckt, essen Sie den mit etwas höherem Fettgehalt (20 Prozent Fett). Dieser schmeckt etwas milder, ist ein Hauch cremiger, und der Unterschied im Kaloriengehalt fällt kaum ins Gewicht. Vorschläge, wie Sie Quark und Joghurt Geschmack verleihen können, finden Sie – neben anderen Zubereitungstipps – im Kapitel »Menüvorschläge für Phase 1« (Seite 91f.).

Sowohl beim Mittagessen als auch beim Abendessen beachten Sie stets Folgendes:

- Die zur Wahl stehenden Gemüsesorten und Salate finden Sie ebenso wie Beispiele für weißen Fisch auf der Einkaufsliste.
- Nutzen Sie die in Regel 8 (siehe Seite 78) erklärten Zubereitungsformen.
- Denken Sie daran, nicht mehr als einen Esslöffel Öl für die Zubereitung einer vollständigen Mahlzeit zu verwenden.

Frühstück

Zum Frühstück gibt es ausschließlich Proteinhaltiges zu essen. Wer an Brot, Toast, Brötchen und Ähnliches gewohnt ist, hat an dem Verzicht erstmal ziemlich zu knabbern. Nur Mut! Erstens dauert die Phase 1 nicht lange, und zweitens bilden Proteine am Morgen, darunter ein Ei, eine gute Grundlage.

Es geht darum, beim Frühstück zwei verschiedene magere proteinhaltige Nahrungsmittel zu verzehren:

Variante 1

- 125 g Magerquark (0,1 Prozent oder 20 Prozent Fett) oder 150 g Naturjoghurt (0,1 Prozent Fett) oder 1 Glas Magermilch
- 1 Scheibe magerer gekochter Schinken (alles sichtbare Fett entfernt) oder 1 weich gekochtes Ei oder 1 Spiegelei (ohne Fett gebraten)

Variante 2

- 1 Scheibe magerer gekochter Schinken (alles sichtbare Fett entfernt)
- 1 weich gekochtes Ei oder 1 Spiegelei (ohne Fett gebraten)

Warmes Getränk

- *Zu beiden Varianten:* 1 Tasse Tee oder Kaffee, nach Belieben mit Süßstoff

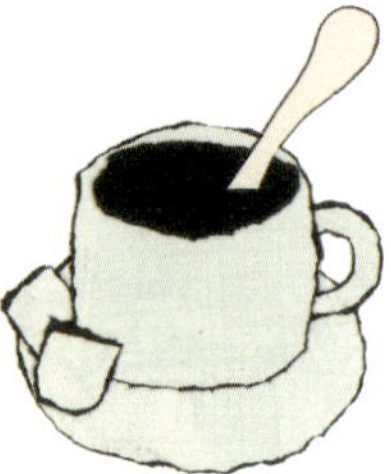

Im Laufe des Vormittags

Falls Sie keinen Hunger verspüren, können Sie mit dem Essen bis zum Mittag warten; auf das Trinken sollten Sie aber nicht verzichten. Wenn Ihr Magen knurrt, essen Sie etwas:

- 150 g Naturjoghurt (0,1 Prozent Fett) oder 125 g Magerquark (0,1 Prozent oder 20 Prozent Fett)
- Mineralwasser ohne Kohlensäure und/oder Grüner Tee oder Kräutertee

Tee für Genießer

Kaufen Sie nicht einfach irgendeinen Grünen Tee, sondern genießen Sie die Vielfalt der Sorten. Je nach Anbaugebiet, z. B. China oder Japan, und Verarbeitung (ganzes Blatt, Feinschnitt usw.) schmeckt der Tee anders. Auch an aromatisierten Sorten mangelt es nicht. Die Geschmacks- und Duftpalette reicht von Zitrone, Orange, Erdbeere, Kirsch oder Mango über Ingwer, Minze, Anis, Vanille und Zimt bis hin zu Jasmin und Rose. Heiß oder »on the rocks« (mit Eiswürfeln) getrunken, ist der Grüne Tee in all seinen Varianten ein reiner Genuss.

Mittagessen

Endlich Mittagessen! Jetzt heißt es, einen kühlen Kopf zu bewahren – gerade in der Phase 1. Weder Burger noch Eisbein mit Sauerkraut warten auf Sie. Ab heute steht »schlanke Kost«

auf dem Programm, die sich in der Phase 1 auf bestimmte Nahrungsmittel konzentriert (aber in den folgenden Phasen weitaus vielfältiger wird). Ihr Mittagsmenü setzt sich wie folgt zusammen:

- Gemüse oder Salat, Menge nach Wunsch
- 150 g Hühner- oder Putenfleisch oder (maximal) 300 g weißer Fisch oder Meeresfrüchte oder 1 Ei
- 150 g Naturjoghurt (0,1 Prozent Fett) oder 125 g Magerquark (0,1 Prozent oder 20 Prozent Fett), nach Belieben mit ein wenig Süßstoff gesüßt

Abendessen

Wie sah es in der letzten Woche bei Ihnen beim Abendessen aus? Standen jede Menge Wurst, Käse und Brot auf dem Tisch? Kamen Sie von der Arbeit und sausten schnurstracks zum Kühlschrank und futterten irgendetwas? Wie auch immer, jetzt sind Sie dabei, eine Kehrtwendung zu machen. Das Abendessen setzt sich im Prinzip wie das Mittagessen zusammen. Abwechslung schaffen Sie durch andere Kombinationen von Gemüse, Geflügel oder Fisch und variierende Zubereitungsarten.

- Gemüse oder Salat, Menge nach Wunsch
- 150 g Hühner- oder Putenfleisch oder (maximal) 300 g weißer Fisch oder 1 Ei
- 150 g Naturjoghurt (0,1 Prozent Fett) oder 125 g Magerquark (0,1 Prozent oder 20 Prozent Fett)

Einkaufszettel für Phase 1

Stellen Sie Ihren Speiseplan für eine Woche zusammen – davon hängt es ab, wie viel Sie von einzelnen Nahrungsmitteln brauchen. Manche essen beispielsweise lieber häufiger Joghurt als Quark oder umgekehrt. So haben Sie auch den Überblick, was Sie einmal bzw. mehrmals in der Woche kaufen müssen. Die Kalorienangaben dienen als Orientierungshilfe, damit Sie sich bewusst machen, was Sie in Ihren Einkaufswagen packen (kcal = Kilokalorien).

ZEITSPARTIPP:
Geflügelfleisch, Fisch und Meeresfrüchte können Sie portionsweise einfrieren. Fettarmen gekochten Schinken ohne Fettrand und Schwarte, der sich etwas länger hält, gibt es im Kühlregal.

Getränke und andere länger haltbare Lebensmittel

	kcal/100 ml
• 12 Flaschen Mineralwasser à 1,5 Liter	0
• Grüner Tee, nach Belieben auch aromatisierte Sorten (zum Aufbrühen, kein Fertiggetränk)	0
• Kräutertee, nach Belieben einzelne Sorten oder Mischungen (zum Aufbrühen, kein Fertiggetränk)	0
• 7 Flaschen Cola light à 0,33 l	1–3
• 2 bis 3 Liter Magermilch (H-Milch)	40–50
• Essig (1 Flasche Balsamico-Essig, nach Belieben auch zusätzlich aromatisierte Sorten wie Himbeer-, Nuss- oder Schalottenessig)	25

	kcal/100 ml
• Öl (je 1 Flasche natives Oliven- und Erdnussöl, nach Belieben auch zusätzlich Maiskeim-, Traubenkern- oder Sonnenblumenöl)	**rund 900 kcal (!)**

Einkaufsmenge nach Speiseplan	kcal/100 g
• Naturjoghurt, 150-Gramm-Becher (0,1 % Fett)	**50**
• Magerquark (0,1 % bzw. 20 % Fett)	**50 bzw. 80**
• 6–12 Eier – pro Ei im Durchschnitt	**85**

Frische Ware vom Metzger bzw. Fischhändler

Einkaufsmenge nach Speiseplan	kcal/100 g Rohgewicht
• Hühnerfleisch (ohne Haut)	**115**
• Putenfleisch (ohne Haut)	**115**
• Magerer gekochter Schinken in dünnen Scheiben, ohne Schwarte und Fettrand	**115**
• Weißer Fisch (z. B. Kabeljau, Kaiserbarsch, Seelachs, Seezunge, Steinbutt, Wolfsbarsch)	**70–100**
• Meeresfrüchte (z. B. Krabben, Garnelen, Venus- oder Jakobsmuscheln, Austern)	**70**

Gemüse, Salat und Kräuter

Einkaufsmenge nach Speiseplan	kcal/100 g Rohgewicht
• Auberginen, Blumenkohl, Brokkoli, grüne Bohnen, Lauch, Mangold, Paprika, Pilze, Radieschen, Sellerie, Spinat, Zucchini sowie frische Kräuter (Petersilie, Schnittlauch u. a.) – für alle gilt:	**um die 30**

	kcal/100 g Rohgewicht
• Fenchel, Knoblauch, Salatgurken, Tomaten, Feldsalat, Endiviensalat, Kopfsalat und andere Blattsalate – für alle gilt:	**um die 20**
• Zitronen (Saft)	**0**

Menüvorschläge für Phase 1

»Was soll ich heute kochen?« Diese Frage beschäftigt ohnehin viele Menschen tagtäglich, aber ganz besonders während einer Diät. Deshalb erhalten Sie hier für Ihren Speiseplan einige leicht abwandelbare Kochideen. Mit entsprechend erhöhten Mengen können Sie die Gerichte auch für die ganze Familie kochen. Für Sie persönlich gelten die im vorhergehenden Speiseplan angegebenen Mengen.

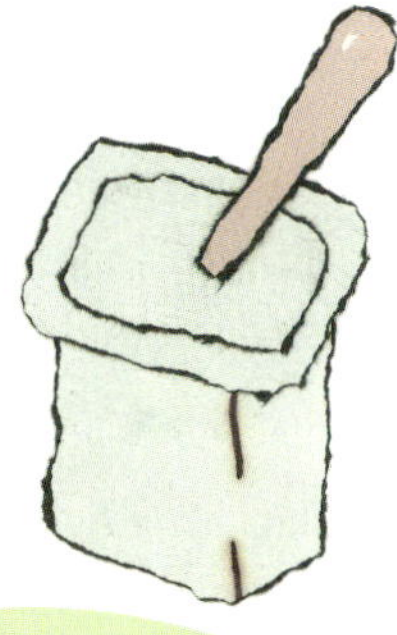

TIPPS:
Bei der kalorienarmen Grünkost können Sie aus dem Vollen schöpfen und sie auf unterschiedlichste Weise zubereiten. Zucchini, Lauch und Sellerie ergeben z. B. eine leckere Suppe. Frisch gepresster Zitronensaft kombiniert mit frischen Kräutern schlägt kalorienmäßig kaum zu Buche, verleiht aber unzähligen Gerichten eine köstliche Würze.

Einfache Menüs

Die drei nachfolgenden Menüs lassen sich mit vergleichbaren Zutaten leicht abwandeln.

Menü 1

- **Zucchini-Lauch-Suppe:** Je zwei Zucchini, Lauchstangen und fein gehackte Knoblauchzehen in einen Topf mit einem Dreiviertelliter Wasser geben. Mit Salz und Pfeffer würzen. Die Suppe 30 Minuten garen und anschließend pürieren (was übrig bleibt, im Kühlschrank aufbewahren).
- **Seelachsfilet:** Ein großes Kohlblatt in kochendem Wasser kurz blanchieren. Das Filet mit Salz, Pfeffer, Zitronensaft würzen und in das Kohlblatt wickeln. Im Dampfkochtopf garen (Garzeit siehe Gebrauchsanweisung).
- **Quarkspeise:** Magerquark mit dem ausgekratzten Mark einer halben Vanilleschote in den Mixer geben und schaumig mixen (je länger Sie mixen, umso luftiger und schaumiger wird der Quark). Mit etwas Süßstoff süßen.

Menü 2

- **Feldsalat:** Für das Salatdressing einen Esslöffel Rapsöl, einen halben Esslöffel Balsamico-Essig (oder idealerweise Nussessig, der aber nicht in jedem Supermarkt erhältlich ist), Salz, Pfeffer und eine Messerspitze Senf gründlich verrühren. Kurz vor dem Servieren unter den Feldsalat mischen.
- **Putenschnitzel in Folie gegart:** Das Putenschnitzel in einer beschichteten Pfanne ohne Fett auf beiden Seiten an-

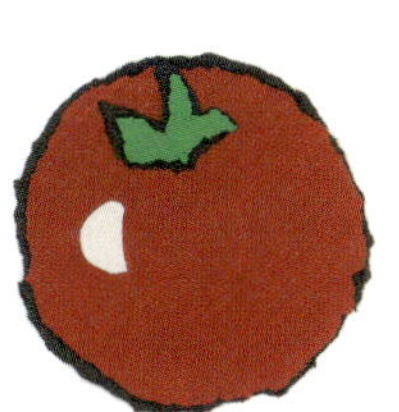

braten. Mit Salz und Pfeffer würzen. Das Schnitzel auf ein größeres Stück Alufolie legen und mit Estragonsenf bestreichen. Mit Tomatenscheiben belegen und getrockneten Thymian darüberstreuen. Die Alufolie luftdicht verschließen. Im vorgeheizten Ofen bei 180 °C etwa 25 Minuten garen. Zum Servieren üppig mit fein geschnittenen frischen Kräutern garnieren.

- **Quarkspeise:** Magerquark mit fein gehacktem Knoblauch und Schnittlauchröllchen mischen.

Menü 3

- **Kirschtomaten**
- **Hühnchen mit Staudensellerie:** Hühnerbrust in feine Streifen schneiden und in einem Esslöffel Öl im Wok (oder in einer beschichteten Pfanne) 5 Minuten unter häufigem Rühren dünsten. Fein gewürfelte Zwiebeln und in feine Scheiben geschnittenen Staudensellerie hinzufügen. Mit Salz und Pfeffer würzen. Unter Rühren etwa 8 Minuten garen.
- **Joghurtspeise:** Naturjoghurt (0,1 Prozent Fett) mit einigen Tropfen Orangenblütenwasser und etwas Süßstoff verrühren.

Nicht ganz alltägliche Menüs

Probieren Sie auch einmal Gerichte mit Zutaten aus, die Sie vielleicht bisher noch nicht verwendet haben. Hier zwei Menüvorschläge, die der Phase 1 einen exotischen Touch verleihen können.

Menü 1

- **Würzige Hühnerbouillon:** Eine Bouillon mit Zitronengras, Koriander, Piment, Knoblauch und Zwiebeln kochen. In einen zweiten Topf abgießen. In der sehr heißen, aber nicht mehr sprudelnd kochenden Brühe einige Stückchen fein gewürfeltes Hühnerfleisch einige Minuten pochieren (gar ziehen lassen).
- **Marinierte Jakobsmuscheln:** Das ausgelöste Muschelfleisch mit Zitronensaft, entfetteter Geflügelbrühe und Tanduri Masala (indisches Gewürz, das Chili, Koriander und Kreuzkümmel enthält) marinieren. In einer beschichteten Pfanne ohne Fett braten.
- **Joghurtspeise:** Naturjoghurt (0,1 Prozent Fett) mit einigen Tropfen Rosenwasser und etwas Süßstoff mischen.

Menü 2

- **Sellerie-Remoulade:** Für die Remouladensauce Magerquark mit Senf gründlich mischen. Anschließend fein geriebenen Knollensellerie unterheben.
- **Thunfischsteak mit Tomaten:** Das frische Thunfischsteak in Kräutern der Provence wenden und die Kräuter leicht andrücken. In einer mit ganz wenig Öl ausgepinselten beschichteten Pfanne das Steak zusammen mit einer halbierten Tomate dünsten.
- **Quarkspeise:** Magerquark mit fein gehacktem Knoblauch, Schnittlauchröllchen und fein gewürfelten Zwiebeln mischen.

Mittagsmenü zum Mitnehmen an den Arbeitsplatz

Bevor Sie sich von fettem Kantinenessen oder einem Fastfood-Restaurant verführen lassen, nehmen Sie sich Ihr Mittagessen besser mit, z. B.:

- **Salat:** Kirschtomaten, Staudensellerie und kleine junge Zwiebeln, dazu gekochter Schinken. Pur verzehren oder alles zerkleinern und als Salat anmachen.
- **Ein hart gekochtes Ei.**
- **Joghurt:** Naturjoghurt (0,1 Prozent Fett) mit Gurkenwürfeln, fein gehacktem Knoblauch, frischen Minzeblättern, Salz und Pfeffer im Mixer etwa eine Minute pürieren.

Menü für Gäste

Reichen Sie weder Brot noch Gebäck oder Knabberzeug. Solchen verführerischen Sachen können Sie vielleicht nicht widerstehen, naschen davon und ärgern sich im Anschluss darüber. Ersparen Sie sich Qual und Frust. Ihre Gäste stehen mit einem federleichten Gefühl vom Tisch auf, wofür sie Ihnen dankbar sind, denn satt werden sie allemal, z. B. mit diesem Menü:

- **Aperitif:** Für Ihre Gäste einen leichten Weißwein und für Sie Mineralwasser mit Zitrone, dazu Kirschtomaten.
- **Zucchini-Kresse-Cremesuppe:** Drei große, grob gewürfelte Zucchini, zwei Kästchen Kresse und zwei Brühwürfel entfettete Geflügelbrühe in einen Topf geben. Etwa fingerbreit mit Wasser bedecken und 30 Minuten garen. Die Suppe mit dem Stabmixer fein pürieren. Reicht für vier bis fünf Portionen und schmeckt so aromatisch und cremig, dass nie-

mand die häufig in Cremesuppen verwendete Crème fraîche vermisst.

- **Seelachs in Pergament:** Jedes Seelachsfilet in frisch gepresstem Zitronensaft wenden. Mit Salz und Pfeffer würzen, auf ein Stück Pergamentpapier legen und das Päckchen verschließen (beide Enden wie bei einem Bonbon zusammendrehen). Reichlich gedämpftes Gemüse nach Wahl dazu reichen. Ein Fläschchen natives Olivenöl auf den Tisch stellen. So können Ihre Gäste nach Belieben Gemüse und Fisch mit Öl beträufeln, während Sie besser die Finger davon lassen.
- **Quark-Mousse:** Magerquark mit etwas Süßstoff im Mixer mixen, bis er wie eine Mousse schön luftig und schaumig ist. Für alle, die nicht auf Diät sind, reichen Sie dazu Himbeeren oder andere Beerenfrüchte. Sie erinnern sich? Obst kommt für Sie erst in Phase 2 in Frage.

Ihr Speiseplan für die Phase 2

Haben Sie die Phase 1 gut überstanden? Zugegeben, sie ist ziemlich hart. Sicher fallen Ihnen (und jenen, die direkt in Phase 2 einsteigen) die nächsten Wochen leichter.

Die täglichen Mahlzeiten

Genüsse wie Brot und Obstsorten, die in Phase 1 außen vor bleiben mussten, stehen jetzt wieder auf dem Speiseplan. Der klassische Sonntagsbraten ist zwar noch nicht dabei, aber die Auswahl kann sich doch sehen lassen.

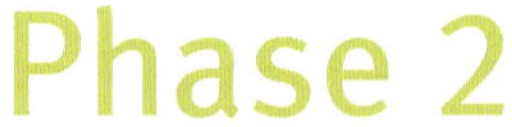

Frühstück

Das Butterbrot kehrt zurück! Kaufen Sie in einer guten Bäckerei oder im Bioladen reines Vollkornbrot (ohne Samen und Nüsse). Abgepacktes Brot enthält mitunter sehr viel Zucker und Fett (auf die Zutatenliste schauen!). Hier vier Frühstücksvarianten:

Variante 1

- 50 g (2 kleine Scheiben) Vollkornbrot oder 2 Stück Vollkornzwieback
- 10 g Halbfettmargarine oder kalorienarme Butter
- 125 g Magerquark (0,1 Prozent Fett) oder 150 g Naturjoghurt (0,1 Prozent Fett)
- 1 Stück Obst (Kiwi, Orange oder Grapefruit)

Variante 2

- 50 g (2 kleine Scheiben) Vollkornbrot oder stärkehaltige Nahrungsmittel (Hülsenfrüchte, Kartoffeln, Reis, Teigwaren) mit einem niedrigen Glykämischen Index (siehe Liste Seite 99ff.).
- 1 Stück Obst (Kiwi, Orange oder Grapefruit)
- 1 Scheibe magerer gekochter Schinken (alles sichtbare Fett entfernt)

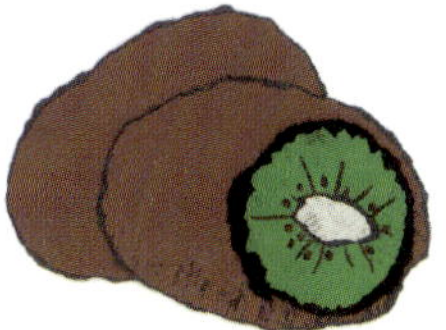

Variante 3

- 50 g (2 kleine Scheiben) Vollkornbrot
- 1 weich gekochtes Ei oder 1 Spiegelei (ohne Fett gebraten)
- 150 g Naturjoghurt (0,1 Prozent Fett)

Variante 4

- 50 g Frühstücksflocken (Haferflocken, Cornflakes ohne Zucker und ohne Zusätze wie Schokoladenstückchen usw.)
- 200 ml Magermilch

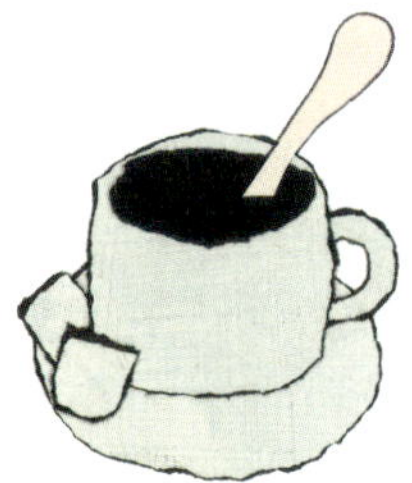

Warmes Getränk

- Zu allen Varianten: 1 Tasse Tee oder Kaffee, nach Belieben mit Süßstoff

Im Lauf des Vormittags

Auch wenn Sie der Auffassung sind, Butterbrot oder Müsli aus Haferflocken oder Cornflakes würden bis zum Mittag reichen, sollten Sie sich zwischendrin einen Happen gönnen:

- 150 g Naturjoghurt (0,1 Prozent Fett) oder 125 g Magerquark (0,1 Prozent oder 20 Prozent Fett) oder 1 Scheibe magerer gekochter Schinken (alles sichtbare Fett entfernt) oder 1 gekochtes Ei
- Mineralwasser, Grünen Tee oder Kräutertee.
- Falls es Sie nach Süßem gelüstet, trinken Sie eine Cola light oder lutschen Sie ein Bonbon oder einen Lolli – zuckerfrei, versteht sich. Immerhin, ist das nicht schon mal was Schönes?

Der Glykämische Index

Einfache Zucker (in Schokolade oder Weißbrot) gelangen schnell ins Blut, komplexer Zucker (in Hülsenfrüchten) dagegen nur langsam. So lautete die weithin bekannte, aber stark vereinfachte Formulierung. Genau genommen geht es um die Auswirkung der Kohlenhydrate auf unsere Glykämie, sprich: um den Prozentsatz und die Art ihrer blutzuckersteigernden Wirkung. Dafür gibt es einen Messwert, den Glykämischen Index (abgekürzt GI), der widerspiegelt, wie steil und somit wie schnell ein bestimmtes Nahrungsmittel den Blutzucker- und demzufolge den Insulinspiegel über den Normalwert ansteigen lässt.

Auf welchem Messverfahren basiert das Ganze? Der Blutzuckerspiegel von Testpersonen wird vor und zwei Stunden nach dem Verzehr eines bestimmten Nahrungsmittels gemessen. Den Vergleichswert bildet die Glucose (Traubenzucker), die mit dem Grundwert 100 angesetzt ist. Steigert das Nahrungsmittel den Blutzuckerspiegel um 50 Prozent, hat es einen GI von 50, also 50 Prozent der blutzuckersteigernden Wirkung von Glucose. Daraus ergibt sich: Je niedriger der GI ist, desto langsamer wirkt sich der Zucker auf unseren Organismus aus. Ein hoher GI dagegen löst in der Regel einen steilen, schnellen Blutzuckeranstieg aus. Und damit beginnt der Teufelskreis: Der Körper hat nichts Eiligeres zu tun, als jede Menge Insulin auszuschütten, das den

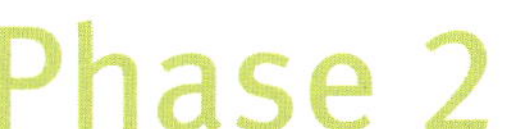

Zucker schleunigst aus dem Blut zum Abspeichern oder »Verbrauchen« in Muskel- und andere Zellen transportiert. So sinkt der Blutzuckerspiegel letztlich genauso rasant, wie er gestiegen ist. Daraufhin kann sich im Handumdrehen wieder ein Hungergefühl einstellen – das kann man während einer Diät nicht gebrauchen.

Bei Nahrungsmitteln mit niedrigem Glykämischen Index laufen die Vorgänge moderater ab. Wenn Sie entsprechende Nahrungsmittel zu sich nehmen, dienen Sie Ihrem Körper weitaus mehr, da Ihr Stoffwechsel samt Ihrem Energiehaushalt besser im Gleichgewicht bleibt. Außerdem helfen sie, den Gehalt an »gutem« Cholesterin (HDL) im Blut zu fördern, was dem reibungslosen Funktionieren Ihres Herzens zugute kommt. Auch auf Ihre geistigen Fähigkeiten wie Gedächtnis und Konzentration können sie sich günstig auswirken. Also: Ran an die Lebensmittel mit niedrigem Glykämischem Index!

Die nachfolgende Liste mit aufsteigenden GI-Werten soll Ihnen die Faustregel vermitteln: Je näher der Wert bei 100 liegt, desto umsichtiger und zurückhaltender sollten Sie mit dem Nahrungsmittel umgehen.

Die Angaben beziehen sich auf jeweils 100 g bzw. 100 ml; die Werte sind aufsteigend aufgeführt.

Nahrungsmittel	*Glykämischer Index*
Fleisch, Fisch, Meeresfrüchte, Eier	« 5
Blattsalat und -gemüse, Gurken, Zucchini, Lauch, Zwiebeln, roh	« 15
Möhren, roh	16
Grapefruit	25
Naturjoghurt (0,1 Prozent Fett)	30
Magermilch	30
Fadennudeln (Vermicelli)	35
Tomatensaft	38
Spaghetti	44
Süßkartoffel, gegart	46
Möhren, gegart	47
Linsen aus der Dose	48
Naturreis (brauner Reis)	50
Bananen	55
Haferflocken	59
Ananas	59
Kirschen	63
Weißer Reis	64
Weizengrieß	65
Vollkornbrot	65
Vollkorntoast	71
Kartoffeln, gekocht	78
Reiswaffeln	85
Ofenkartoffeln	95
Baguette (Stangenweißbrot)	95

Mittagessen

Verständlich, dass Sie sich nach der Phase 1 jetzt am liebsten auf die nächstbeste Pizza stürzen möchten. Doch Eile mit Weile! Stärkehaltige Nahrungsmittel sind zwar wieder zugelassen, aber das betrifft Vollkornbrot, Vollkornnudeln, Naturreis und Hülsenfrüchte, nicht aber Pizza, Spaghetti alla Carbonara oder Ähnliches. Lassen Sie sich Folgendes schmecken:

- Gemüse nach Belieben und in jeder Form, aber ohne gebundene Saucen wie Sauce hollandaise oder Ähnliches, Gemüsesorten wie in Phase 1
- 1 Esslöffel Öl für die Zubereitung der Mahlzeit
- 1 Schüsselchen stärkehaltige Nahrungsmittel wie Vollkornnudeln, Vollkornreis, Linsen, Bohnenkerne oder 50 g Vollkornbrot
- Weißer Fisch (maximal 300 g) oder 150 g Geflügelfleisch oder 2 Eier oder 100 g Fleisch vom Rind, Kalb oder Schwein, so mager wie möglich, also Filet oder Lende (alle anderen Fleischteile haben einen höheren Fettgehalt)
- 1 Stück Obst oder 150 g Naturjoghurt (0,1 Prozent Fett)

TIPPS:

Beim Schüsselchen liegt die Betonung auf dem »chen« – zum Abmessen der gekochten stärkehaltigen Nahrungsmittel nicht etwa eine große Müslischüssel nehmen, sondern ein Schälchen in der Größenordnung eines asiatischen Reisschüsselchens. Falls Sie für das Mittagessen sogenanntes rotes Fleisch (wie Rind, Schwein, Kalb) wählen, sollten Sie zum Nachtisch kein Obst, sondern Joghurt essen.

Im Lauf des Nachmittags

Essen Sie am Nachmittag eine Kleinigkeit, sonst wird die Zeit bis zum Abendessen zu lang.

- 150 g Naturjoghurt (0,1 Prozent Fett) oder 125 g Magerquark (0,1 Prozent oder 20 Prozent Fett) oder 1 Ei oder 1 Scheibe gekochter Schinken
- Mineralwasser, Grüner Tee oder Kräutertee

Abendessen

Das Abendessen ähnelt dem der Phase 1. Mit Ihrem Lieblingsabendessen im alten Stil oder einem in Ihrer Familie gepflegten traditionellen Abendessen sollten Sie noch etwas warten. Die Wahrscheinlichkeit, dass Ihre früheren abendlichen Essgewohnheiten in den Speiseplan der Phase 2 passen, dürfte sehr gering sein.

TIPP:
Wenn die Lust auf Süßes gar keine Ruhe gibt, trinken Sie eine Cola light oder lutschen Sie ein zuckerfreies Bonbon.

- Gemüse nach Belieben, roh, gedünstet, im Dampf gegart, als Suppe oder Püree
- 1 Esslöffel Öl für die Zubereitung der Mahlzeit
- 150 g Geflügelfleisch oder weißer Fisch oder 2 Eier
- 150 g Naturjoghurt (0,1 Prozent Fett)

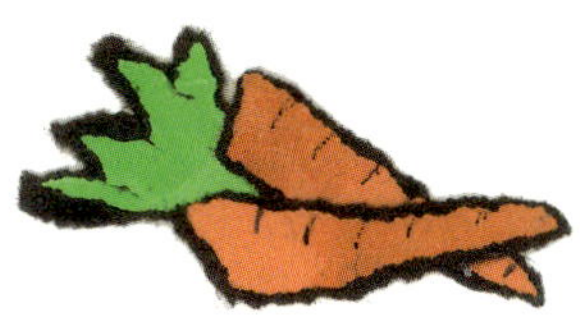

Einkaufszettel für Phase 2

Für eine Woche (Mengen abhängig vom individuellen Speiseplan). Bei den Kalorienangaben handelt es sich um durchschnittliche Werte.

Getränke und andere länger haltbare Lebensmittel

	kcal/100 ml
• 12 Flaschen Mineralwasser à 1,5 Liter	**0**
• 2 bis 3 Liter Magermilch (H-Milch)	**40–50**
• 12 Flaschen Cola light à 0,33 l	**1–3**
• Essig (1 Flasche Balsamico-Essig, nach Belieben zusätzlich auch aromatisierte Sorten wie Himbeer-, Nuss- oder Schalottenessig)	**25**
• Öl (1 Flasche natives Oliven- und Erdnussöl, nach Belieben auch zusätzlich Maiskeim-, Traubenkern- oder Sonnenblumenöl)	**rund 900 kcal (!)**
	kcal/100 g
• 12 Naturjoghurt, 150-g-Becher (0,1 Prozent Fett)	**50**
• 4 bis 6 Packungen Magerquark à 250 Gramm (0,1 Prozent bzw. 20 Prozent Fett)	**50 bzw. 80**
• 4 Fruchtjoghurt, 150-g-Becher (0,1 Prozent Fett)	**60**
• 1 Packung kalorienarme Butter	**360**
oder Halbfettmargarine	**360**
• 1 Packung Haferflocken	**370**
• 1 Packung zuckerarme Cornflakes	**380**

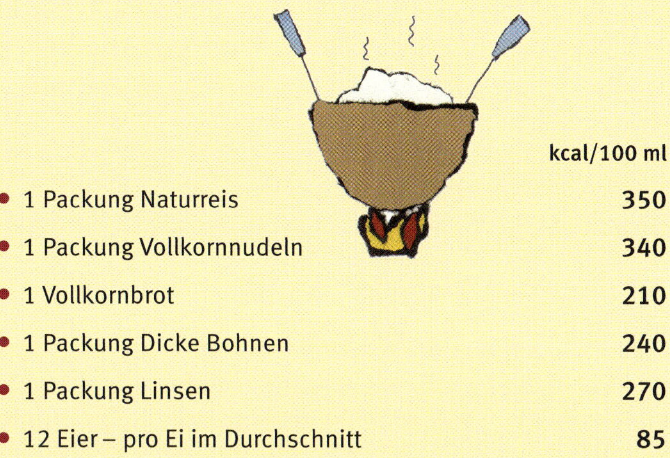

	kcal/100 ml
• 1 Packung Naturreis	350
• 1 Packung Vollkornnudeln	340
• 1 Vollkornbrot	210
• 1 Packung Dicke Bohnen	240
• 1 Packung Linsen	270
• 12 Eier – pro Ei im Durchschnitt	85

Frische Ware vom Metzger bzw. Fischhändler

	kcal/100 g
• Filetsteak vom Rind (ohne Fettrand)	110
• Schweinefilet	110
• Kalbsschnitzel	115
• Hühnerfleisch (ohne Haut)	115
• Putenfleisch (ohne Haut)	115
• Magerer gekochter Schinken in dünnen Scheiben, ohne Schwarte und Fettrand	115
• Weißer Fisch (z. B. Kabeljau, Kaiserbarsch, Seelachs, Seezunge, Steinbutt, Wolfsbarsch)	70–100
• Meeresfrüchte (z. B. Krabben, Garnelen, Venus- oder Jakobsmuscheln, Austern)	70

Gemüse, Salat und Kräuter

kcal/100 g Rohgewicht

- Auberginen, Blumenkohl, Brokkoli, grüne Bohnen, Lauch, Mangold, Paprika, Pilze, Radieschen, Schalotten, Sellerie, Spinat, Zucchini, Zwiebeln sowie Basilikum, Estragon, Kerbel, Petersilie, Schnittlauch und andere frische Kräuter – für alle gilt: **um die 30**
- Fenchel, Knoblauch, Salatgurken, Tomaten, Feldsalat, Endiviensalat, Kopfsalat und andere Blattsalate – für alle gilt: **um die 20**

Obst

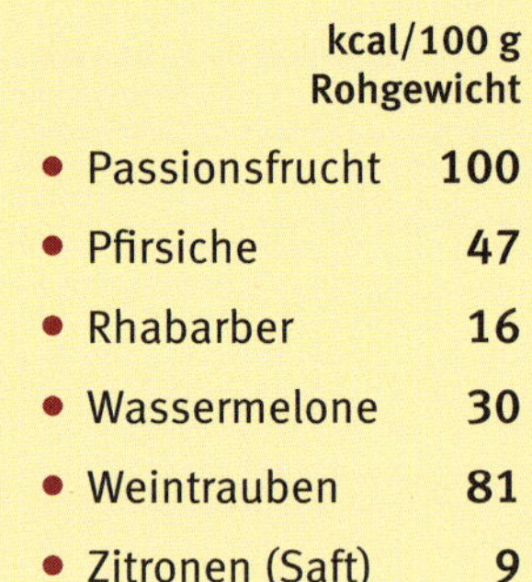

	kcal/100 g Rohgewicht		kcal/100 g Rohgewicht
Ananas	51	Passionsfrucht	100
Äpfel	52	Pfirsiche	47
Aprikosen	45	Rhabarber	16
Bananen	90	Wassermelone	30
Birnen	61	Weintrauben	81
Clementinen	40	Zitronen (Saft)	9
Erdbeeren	36		
Grapefruit	40		
Himbeere	40		
Limetten (Saft)	0		
Orangen	40		

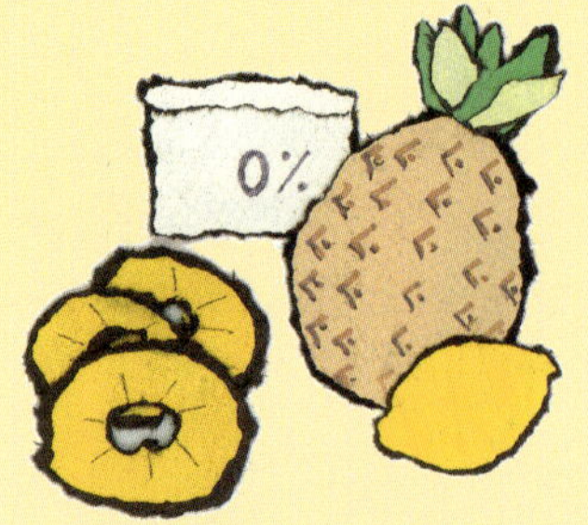

Menüs für Phase 2

Auch in Phase 2 können Sie die Hauptmahlzeiten klassisch mit Vorspeise, Hauptgang und Nachspeise gestalten. Die nachfolgenden Menüvorschläge lassen Ihnen viel Spielraum zum Variieren. Ganz gleich, ob Sie die Mahlzeiten für sich alleine, Ihre Familie oder für Gäste zubereiten – das Grundgerüst für Ihre persönliche Portionsgrößen gibt Ihnen der Speiseplan für die Phase 2 vor.

Einfache Menüs

Die Gänge der nachfolgenden alltagstauglichen Menüs können Sie nach Belieben untereinander tauschen.

Menü 1

- **Fenchelsuppe:** Drei Fenchelknollen und eine große Zucchini grob zerkleinern und 30 Minuten in einem Dreiviertelliter entfetteter Geflügelbrühe (selbst gekocht oder Brühwürfel) garen. Die Suppe im Mixer sämig pürieren und mit einem Esslöffel Magerquark (20 Prozent Fett) binden. Reicht für vier Portionen.
- **Gebratener Lachs:** Möglichst gleichmäßig dicke Lachsfilets mit Haut verwenden. Einige Tropfen Öl in eine bereits warme beschichtete Pfanne geben und mithilfe von Küchenpapier gleichmäßig verteilen. Die Lachsfilets mit der Hautseite nach unten in die Pfanne geben. Salzen und pfeffern. Den Pfannendeckel auflegen und den Fisch etwa 10 Minuten garen. Je nach Dicke der Filets kann die Garzeit länger sein. Achten Sie darauf, dass der Fisch schön saftig bleibt.

- **Ofenkartoffeln als Beilage:** Die Kartoffeln waschen, vierteln und mit der Schale nach unten in eine feuerfeste Form setzen. Mit Salz, Pfeffer sowie getrockneten Kräutern der Provence bestreuen. Im Ofen bei 180 °C etwa 30 Minuten backen. Die Garzeit hängt von der Größe der Kartoffeln ab – wenn man sie leicht mit einem spitzen Messer durchbohren kann, sind sie gar.
- **Birnen-Quarkspeise:** Pro Portion eine kleine entkernte, ungeschälte Birne mit 125 Gramm Magerquark (0,1 Prozent Fett) und etwas Zimt im Mixer pürieren.

Menü 2

- **Salat aus grünen Bohnen:** Klein geschnittene frische oder gefrorene grüne Bohnen bissfest garen (am besten im Dampfkochtopf). Für das Salatdressing zwei fein gewürfelte Schalotten, ein bis zwei Esslöffel Weinessig, einen Esslöffel Olivenöl, etwas Salz und Pfeffer in einer kleinen Schüssel mischen und unter die Bohnen heben.
- **Œufs cocotte à la tomate:** Das sind in einem Förmchen gestockte Eier mit Tomatensauce – ein traditionelles Gericht der französischen Küche.
  Den Backofen auf 180 °C vorheizen. Pro Person ein Ei aufschlagen und vorsichtig in ein Souffléförmchen (Durchmesser ca. 7 Zentimeter) gleiten lassen, sodass das Eigelb ganz bleibt. Das Förmchen (oder, wenn mehrere Personen an der Mahlzeit teilnehmen, alle Förmchen) in eine größere Auflaufform setzen und etwa 1,5 Zentimeter hoch heißes Wasser in die große Form füllen. Die Auflaufform in den Ofen schieben und das Ei (bzw. die Eier) stocken lassen, bis das

Eiweiß fest ist. Zum Servieren rund um das Eigelb einen Esslöffel Tomatensauce träufeln.

- **Tomatensauce:** Da es ziemlich schwierig ist, eine wirklich fettfreie fertige Tomatensauce zu bekommen, bereiten Sie besser eine »diätgerechte« Variante selbst zu. Die Sauce hält sich in einem luftdicht verschließbaren Behälter einige Tage im Kühlschrank).
  Drei bis vier vollreife, saftige Tomaten schälen und in kleine Würfel schneiden. Damit der Saft nicht verloren geht, in eine Schüssel geben und beiseitestellen. Eine kleine bis mittelgroße Zwiebel und ein bis zwei Knoblauchzehen schälen und in ganze feine Würfel schneiden. Zwiebeln und Knoblauch bei mittlerer Hitze in eine beschichtete Pfanne geben (ohne Öl!) und unter Rühren andünsten, bis der Knoblauch zu duften beginnt. Die Tomaten unterrühren. Mit Salz und Pfeffer würzen. Die Sauce bei geringer Hitze etwa eine Stunde schwach köcheln lassen. Gelegentlich umrühren. Bei Bedarf esslöffelweise heißes Wasser unterrühren, damit nichts anbrennt. Zum Schluss fein zerkleinerte frische Kräuter (Sorten und Menge nach Belieben) unter die Tomaten rühren und noch 5 Minuten mitgaren. Die Sauce im Mixer fein pürieren.

- **Zitronenmousse:** Für eine Portion 125 Gramm Magerquark (0,1 Prozent Fett) mit etwa einem Teelöffel abgeriebener Schale von einer unbehandelten Zitrone verrühren. Ein Eiweiß zu steifem Schnee schlagen und unter den Quark heben. Mit Süßstoff abschmecken.

Menü 3

- **Gemüsesuppe:** In kleine Würfel bzw. feine Streifen geschnittenes frisches Gemüse (Rüben, Möhren, Kohl, Sellerie, Lauch) in leicht gesalzenes Wasser geben (pro 500 Gramm Gemüse etwa einen Liter Wasser) und zum Kochen bringen. Nach Belieben Kräuter (wie Petersilie, Thymian, Lorbeerblatt) hinzufügen. Die Hitze verringern und die Suppe 30 Minuten köcheln lassen. Gewürfelten gekochten Schinken hinzufügen (pro Person 30 Gramm) und die Suppe weitere 15 Minuten köcheln lassen.
- **Kabeljaufilet im Gewürzmantel:** Das Filet waschen und trocken tupfen. Weiße Pfefferkörner, rosa Pfeffer und getrocknete Kräuter (wie Estragon, Thymian, Salbei, Rosmarin) in einem Mörser sehr fein zerstoßen und auf einen flachen Teller geben. Den Fisch in der Gewürzmischung wenden und die Gewürze mit dem Handballen andrücken. In einer hauchdünn mit Öl ausgestrichenen Pfanne braten. Zum Servieren mit frischen, fein geschnittenen Kräutern bestreuen.
- **Gebackener Apfel mit Birne gefüllt:** Einen großen Apfel waagerecht halbieren und in der Mitte aushöhlen (das Kerngehäuse großzügig herausschneiden). Ein Viertel einer entkernten Birne in kleine Würfel schneiden und die Stückchen in das ausgehöhlte Loch des Apfels geben. Einen Teelöffel Wasser hinzufügen. Das Ganze mit Zimt bestreuen. Den gefüllten Apfel im Backofen bei 180 °C etwa 45 Minuten backen. Der Apfel soll nicht in sich zusammenfallen. Die Garzeit hängt von der Apfelsorte ab, daher eventuell früher aus dem Ofen nehmen. In der Mikrowelle dauert das Backen etwa 15 Minuten.

Ein besonderes Menü

- **Currycremesuppe:** Einen kleinen Blumenkohl in Röschen zerteilen. Eine große Zucchini in Scheiben schneiden. Das Gemüse in einem Liter fettfreier Gemüsebrühe (selbst gemacht oder gekörnte Brühe) weich kochen. Vom Herd nehmen und zwei bis drei Teelöffel Currypulver unterrühren. Die Suppe und einen gehäuften Esslöffel Magerquark in den Mixer geben und pürieren. Mit Currypulver kräftig abschmecken. Wenn die Suppe zu dick ist, mit etwas Gemüsebrühe verdünnen. Die Suppe reicht für vier bis fünf Portionen und lässt sich gut einfrieren.
- **Fisch-Carpaccio:** Sehr frischen Fisch mit festem Fleisch in hauchdünne Scheiben schneiden – geeignet sind z. B. Dorade (Goldbrasse), Thunfisch, Wolfsbarsch oder Schwertfisch. Die Fischscheiben nebeneinander auf einen flachen Teller legen. Für die Marinade Limonensaft, fein gewürfelte Zwiebeln, Piment, Salz und Pfeffer mischen und gleichmäßig auf dem Fisch verteilen. Zum Marinieren eine Stunde in den Kühlschrank stellen. Als Beilage Naturreis servieren.
- **Mangocreme:** Das Fruchtfleisch einer sehr reifen Mango mit einem Esslöffel Quark im Mixer pürieren. Nach Belieben mit Süßstoff abschmecken.

Ein deftiges Menü

- **Pot-au-feu:** Für den klassischen Eintopf der französischen Küche kochen Sie Rindfleisch mit grob zerkleinertem Gemüse. Typische Gemüsesorten sind Mairüben, Möhren, Lauch, Sellerie und Zwiebeln. Fügen Sie ein Bouquet garni (Kräutersträußchen) hinzu und würzen Sie mit Pfeffer und Salz. Traditionell wird die klare Brühe als Vorspeise und das Gemüse sowie das Fleisch zusammen mit Senf oder Vinaigrette und Cornichons als Hauptgang serviert.

Im Hinblick auf Ihre Diät sind jedoch einige Dinge zu beachten: Verwenden Sie sehr mageres Fleisch wie Tafelspitz oder weitgehend vom Fett befreite Rinderbacke oder Rinderwade. Sie müssen den Eintopf entfetten, das geht am leichtesten, wenn Sie ihn am Vortag kochen und über Nacht in den Kühlschrank stellen. Dann können Sie die Fettschicht, die sich gebildet hat, einfach abheben.

TIPP: Da der Eintopf eigentlich nur schmeckt, wenn Sie mindestens ein Pfund Fleisch mit 500 bis 700 Gramm Gemüse kochen, bleibt einiges übrig, wenn Sie nicht gerade mehrere Personen damit bewirten. Das Gemüse ist schnell verzehrt, doch mit dem Fleisch sollen Sie haushalten. Schließlich gilt für Phase 2 die Devise: nicht mehr als 100 Gramm Rindfleisch pro Hauptmahlzeit.
Köstlich schmeckt es, wenn Sie das Fleisch zur Abwechslung mit folgender Quarkspeise verzehren:
Gurken-Kräuterquark: Magerquark (20 Prozent Fett) mit reichlich frischen, fein geschnittenen Kräutern und hauchdünnen Salatgurkenscheiben mischen. Gut schmeckt z. B. eine Kombination aus Petersilie, Kerbel und Estragon. Sie können jedes frische Kraut nehmen, das Ihnen schmeckt.

- **Quarkspeise mit Apfel:** 125 Gramm Magerquark (0,1 Prozent Fett) mit etwas Zimt und Vanillepulver mischen. Einen halben Apfel auf dem Gemüsehobel raspeln und unter den Quark heben.

Mittagessen zum Mitnehmen an den Arbeitsplatz

- **Club-Sandwich:** Magerquark (0,1 Prozent Fett) mit Knoblauch und frischen, sehr fein geschnittenen Kräutern mischen. Den Quark dünn auf zwei kleine Scheiben Vollkornbrot streichen. Auf eine Brotscheibe ein in Scheiben geschnittenes hart gekochtes Ei legen, Gurken- und Tomatenscheiben, feine Zwiebelringe und eine kleine, dünne Scheibe gekochten Schinken schichten. Die zweite Brotscheibe obenauf legen.
- **Beeren-Mix:** 150 Gramm Joghurt mit einer Hand voll gefrorenem Beerenobst 2 Minuten im Mixer pürieren. Zum Mitnehmen in einen luftdicht verschließbaren Behälter geben und vor dem Trinken kräftig aufschütteln.

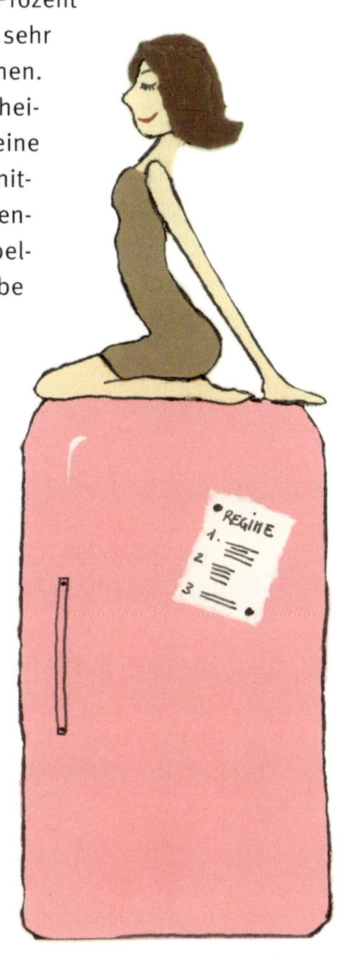

Menü für Gäste

- **Aperitif:** Bloody Mary, wobei Sie allerdings Virgin Bloody Mary trinken sollten – sprich: die alkoholfreie »jungfräuliche« Variante, die nur Tomatensaft, schwarzen Pfeffer, Salz, Tabasco und Worcestershiresauce enthält. Ihren Gästen können Sie diesen Longdrink klassisch mit Wodka anbieten (zwei Teile gewürzter Tomatensaft, ein Teil Wodka). Dazu reichen Sie dekorative **Chicoree-Schiffchen mit Kräuterquarkfüllung.** Für die Füllung Magerquark (20 Prozent Fett) mit frischem, klein geschnittenem Kerbel, Schnittlauch und Knoblauch sowie Salz und Pfeffer im Mixer schaumig rühren.
- **Fenchel-Carpaccio:** Den Fenchel in hauchdünne Streifen schneiden und mit frisch gepresstem Zitronensaft marinieren. Das Carpaccio kurz vor dem Servieren mit Olivenöl beträufeln und grobes Meersalz darüberstreuen.
- **In Gemüsebrühe pochierte Kabeljau-Rouladen:** Für die Gemüsebrühe Lauch, Grünkohl, Steckrüben, Knollensellerie, eine mit Gewürznelken gespickte Zwiebel, ein Bouquet garni (Kräutersträußchen), Petersilie, zwei Kardamomsamen und ein Stück Ingwer mit reichlich Wasser in einen großen Topf geben. Zum Kochen bringen und 30 Minuten köcheln lassen. In der Zwischenzeit die Kabeljaufilets (pro Person 150 Gramm) zu Rouladen aufrollen und mit Küchengarn verschnüren. Die Brühe in einen zweiten Topf abgießen und zum Sieden bringen. Die Rouladen etwa 5 Minuten in der Brühe pochieren (gar ziehen lassen). Die Garzeit hängt von der Dicke der Rouladen ab. Sofort servieren. Als Beilage frisch geriebenen Meerrettich und zum Würzen grobes Salz reichen.

- **Orangensalat:** Die Orangen filetieren – mit einem scharfen Messer die Orange so schälen, dass die äußere weiße Haut dabei vollständig entfernt wird. Jeweils rechts und links der Zwischenhäutchen bis zum Mittelpunkt der Frucht einschneiden und die Orangenschnitze herausheben. Über einer Schüssel arbeiten, um den Saft aufzufangen. Große Schnitze halbieren. Die Orangenschnitze mit Zimt, Süßstoff (nach Belieben) und dem aufgefangenen Saft mischen.

Ihr Speiseplan für die Phase 3

Hinter Ihnen liegen einige Wochen der Phase 2, in denen Sie abgenommen haben. Nun heißt es, zu Phase 3 überzugehen, die gewissermaßen eine Langzeitdiät darstellt, bis Sie Ihr (realistisches) Wunschgewicht erreicht haben. Sie werden von jetzt an langsamer, aber gesundheitlich unbedenklich und auf Dauer abnehmen.

Die täglichen Mahlzeiten

An Phase 3 finden Sie sicher mehr Gefallen als an den beiden vorhergehenden Phasen. Sie bietet Ihnen ein fast normales Ernährungsprogramm – vorausgesetzt, Sie verstehen darunter nicht den Rückfall in schlechte Essgewohnheiten. Auch wenn die Leinen des Speiseplans nicht mehr so straff angezogen sind, bleiben die Fette auf der Beschränkungsliste. Doch eine kleine (süße) Überraschung hält der Tagesplan für Sie bereit.

Auch in Phase 3 gilt: Nicht mehr als einen Esslöffel Öl für die Zubereitung von Mittag- und Abendessen verwenden. Zum Abmessen der gekochten stärkehaltigen Nahrungsmittel ein Schälchen in der Größenordnung eines asiatischen Reisschüsselchens verwenden. Beim Gemüse und Blattsalat können Sie herzhaft zugreifen, während bei den Eiweißlieferanten die Portionsgrößen bleiben: maximal 300 g weißer Fisch oder 150 g Geflügelfleisch (ohne Haut) oder 100 g sehr mageres rotes Fleisch wie Rind-, Kalb- oder Schweinefleisch oder 2 Eier.

Gestalten Sie Ihren Speiseplan abwechslungsreich. Vermeiden Sie, mittags und abends das Gleiche zu essen.

Frühstück

Am Frühstück ändert sich nicht sehr viel gegenüber Phase 2.

Variante 1

- 50 g (2 kleine Scheiben) Vollkornbrot
- 10 g Halbfettmargarine oder kalorienarme Butter
- 125 g Magerquark (0,1 Prozent Fett) ***oder*** 1 Fruchtjoghurt (0,1 Prozent Fett)
- 1 Kiwi, Orange oder Grapefruit

Variante 2

- 50 g (2 kleine Scheiben) Vollkornbrot
- 1 Scheibe magerer gekochter Schinken
- 1 Kiwi, Orange oder Grapefruit

Variante 3

- 50 g (2 kleine Scheiben) Vollkornbrot

- 1 hart gekochtes Ei oder 1 Spiegelei (ohne Fett gebraten)
- 1 Joghurt (0,1 Prozent Fett)

Variante 4

- 50 g Frühstücksflocken (Haferflocken, Cornflakes ohne Zucker und ohne andere Zusätze wie Schokoladenstückchen usw.)
- 200 ml Magermilch

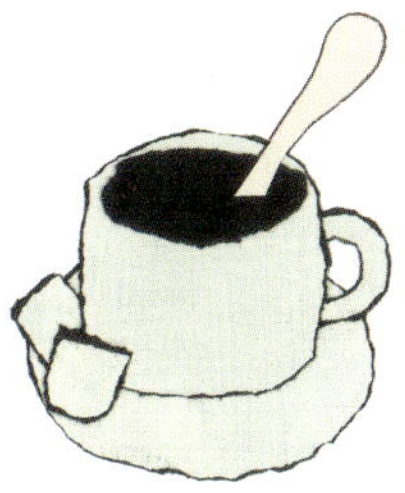

Warmes Getränk zu allen Varianten

- 1 Tasse Tee oder Kaffee, nach Belieben mit Süßstoff

Im Lauf des Vormittags

Das Lied kennen Sie schon: Sie brauchen im Lauf des Vormittags nicht unbedingt eine Kleinigkeit zu essen. Doch es tut Ihnen gut, weil Sie sich mit einem kleinen Snack im Magen in der Zeit bis zum Mittagessen wohler fühlen.

Auf jeden Fall sollten Sie Mineralwasser, Grünen Tee oder Kräutertee trinken.

Ihre Lust auf Süßes lindert eine Cola light, ein zuckerfreies Bonbon oder ein zuckerfreier Lutscher.

Als kleiner Snack eignen sich:

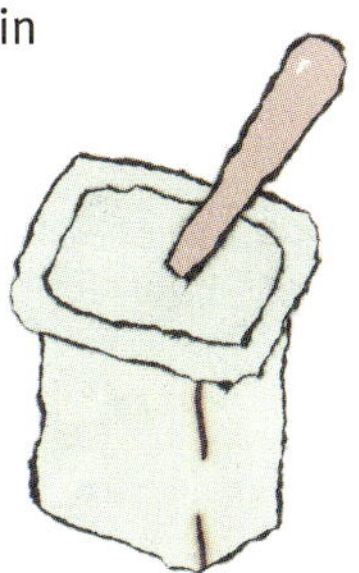

- 1 Naturjoghurt (0,1 Prozent Fett) ***oder*** 125 g Magerquark (0,1 Prozent Fett) ***oder*** 1 Scheibe magerer gekochter Schinken ***oder*** 1 hart gekochtes Ei

Mittagessen

Genießen Sie ein Mittagessen, an dem alles dran ist, vom Gemüse bis zur Beilage.

- Gemüse in jeder Form (ohne gebundene Saucen), Sorten nach Belieben
- 1 Schälchen stärkehaltige Nahrungsmittel: Vollkornnudeln, Vollkornreis, Hülsenfrüchte wie Linsen, Bohnenkerne usw. oder 50 g Vollkornbrot
- Weißer Fisch oder mageres Fleisch oder Eier
- 1 Stück Obst (nur wenn Sie kein rotes Fleisch essen) oder 1 Naturjoghurt (0,1 Prozent Fett)

Im Lauf des Nachmittags

Die Zwischenmahlzeit ist kein Muss, aber sehen Sie mal genauer hin: Schokolade steht auf dem Programm! Nun gut, zwei Stückchen Bitterschokolade sind nicht die Welt für jemanden, für den der Griff zum Schokoriegel & Co. vielleicht noch vor kurzer Zeit eine Selbstverständlichkeit war. Wenn Sie die Schokolade wie ein Bonbon lutschen, spüren Sie das Süße intensiver – immerhin ist es ein Genuss ohne Reue.

- 1 Naturjoghurt (0,1 Prozent Fett) ***oder***
  125 g Magerquark (0,1 Prozent Fett) ***oder***
  2 Stückchen Bitterschokolade (70 Prozent Kakaogehalt)
- Mineralwasser, Grüner Tee oder Kräutertee
- Cola light, wenn die Lust auf Süßes gar zu groß ist

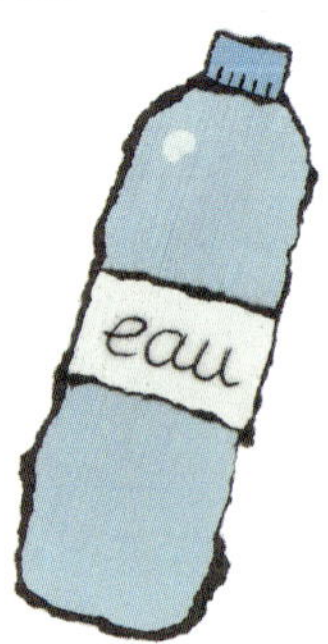

Abendessen

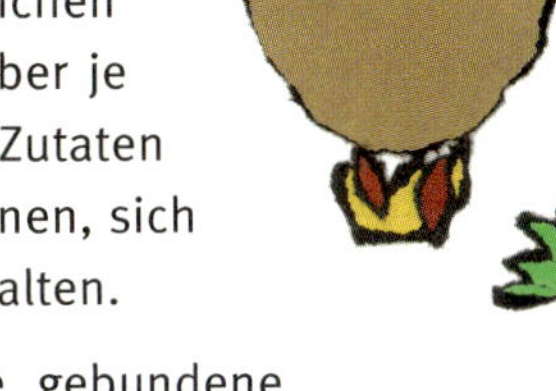

Im Gegensatz zur Phase 2 dürfen Sie nun auch am Abend stärkehaltige Nahrungsmittel zu sich nehmen. Die Bausteine des Abendessens gleichen zwar denen des Mittagessens, aber je mehr Abwechslung Sie bei den Zutaten schaffen, umso leichter fällt es Ihnen, sich an das Ernährungsprogramm zu halten.

- Gemüse in jeder Form (ohne gebundene Saucen), Sorten nach Belieben
- 1 Schälchen stärkehaltige Nahrungsmittel: Vollkornnudeln, Vollkornreis, Hülsenfrüchte wie Linsen, Bohnenkerne usw. oder 50 g Vollkornbrot
- Weißer Fisch oder mageres Fleisch oder Eier
- 1 Stück Obst (nur wenn Sie kein rotes Fleisch essen) wie Orange, Birne, Apfel oder frische Ananas oder 1 Naturjoghurt (0,1 Prozent Fett)

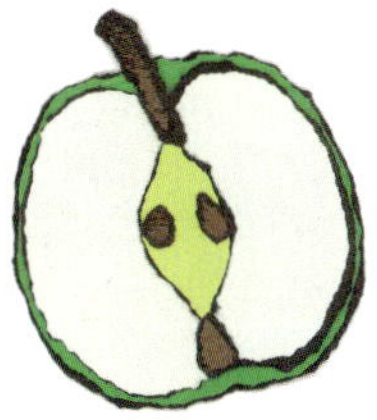

Einkaufszettel für Phase 3

Der Einkaufszettel verschafft Ihnen einen Überblick, welche Lebensmittel in Phase 3 auf dem Programm stehen. Kaufen Sie, soweit es geht, für eine ganze Woche ein. Machen Sie einen Speiseplan, denn die einzelnen Mengen der Zutaten hängen von den Gerichten ab und ob Sie nur für sich alleine oder für eine Familie kochen. Prüfen Sie, welche Zutaten noch vorrätig sind.

Getränke und andere länger haltbare Lebensmittel

- 12 Flaschen Mineralwasser à 1,5 Liter
- 2 bis 3 Liter Magermilch (H-Milch)
- 6–12 Flaschen Cola light à 0,33 l
- Essig (Balsamico-Essig, nach Belieben zusätzlich auch aromatisierte Sorten wie Himbeer-, Nuss- oder Schalottenessig)
- Öl (natives Oliven- und Erdnussöl, nach Belieben auch zusätzlich Maiskeim-, Traubenkern- oder Sonnenblumenöl)
- Naturjoghurt, 150-g-Becher (0,1 Prozent Fett)
- Magerquark à 250 Gramm (0,1 Prozent bzw. 20 Prozent Fett)
- Fruchtjoghurt, 150-g-Becher (0,1 Prozent Fett)
- kalorienarme Butter oder Halbfettmargarine
- 12 Eier
- Haferflocken – 370 kcal
- Cornflakes (zuckerfrei- bzw. zuckerarm)
- Naturreis

- Vollkornnudeln
- Dicke Bohnen
- Linsen
- 1 Tafel Bitterschokolade (70 Prozent Kakaogehalt)

Frische Ware vom Metzger bzw. Fischhändler

- Filetsteak vom Rind (ohne Fettrand)
- Schweinefilet
- Kalbsschnitzel
- Hühnerfleisch (ohne Haut)
- Putenfleisch (ohne Haut)
- Magerer gekochter Schinken in dünnen Scheiben, ohne Schwarte und Fettrand
- Weißer Fisch (z. B. Kabeljau, Kaiserbarsch, Seelachs, Seezunge, Steinbutt, Wolfsbarsch)
- Meeresfrüchte (z. B. Krabben, Garnelen, Venus- oder Jakobsmuscheln, Austern)

Gemüse, Salat und Kräuter

Je nach Saison

- Gemüse: Auberginen, Blumenkohl, Brokkoli, grüne Bohnen, Fenchel, Frühlingszwiebeln, Knoblauch, Lauch, Mangold, Paprika, Pilze, Radieschen, Salatgurken, Schalotten, Sellerie, Spinat, Tomaten, Zucchini, Zwiebeln
- Blattsalate: Feldsalat, Endiviensalat, Kopfsalat usw.

- Frische Kräuter: Basilikum, Estragon, Kerbel, Petersilie, Schnittlauch usw.

Obst

- Ananas, Äpfel, Aprikosen, Bananen, Birnen, Erdbeeren, Grapefruit, Himbeeren, Kiwi, Limetten, Orangen, Zitronen – kaufen Sie Früchte der Saison

Vom Bäcker

- 1 Vollkornbrot

Menüs für Phase 3

Zugegeben: Schmackhaft und ausgewogen kochen und dabei abnehmen macht ein wenig Arbeit. Doch jede Minute Zubereitungszeit lohnt sich, denn in der Phase 3 legen Sie den Grundstein für eine dauerhafte Gewichtsabnahme.

Einfache Menüs

Die nachfolgenden Menüs sind Beispiele dafür, wie Sie ohne große Kochkünste exquisite Gerichte zaubern können.

Menü 1

- **Spinat-Zucchini-Cremesuppe:** Eine große Zucchini in Scheiben schneiden und zusammen mit einem Kilogramm tiefgekühltem Blattspinat in einen Topf mit 1,5 Litern entfetteter Geflügelbrühe (selbst gemacht oder Brühwürfel) ge-

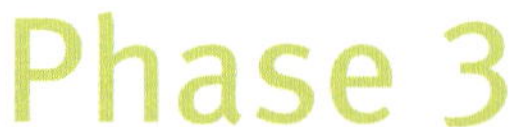

ben. Die Brühe zum Kochen bringen und bei verringerter Hitze 20 Minuten köcheln lassen. Mit einer kräftigen Prise frisch geriebener Muskatnuss abschmecken. Das ganze Gemüse und etwa die Hälfte der Brühe im Mixer cremig pürieren. Nach und nach so viel von der restlichen Brühe zugeben, bis die gewünschte Konsistenz erreicht ist. Übrig gebliebene Brühe und Cremesuppe im Kühlschrank aufbewahren oder portionsweise einfrieren. Statt selbst gemachter Geflügelbrühe können Sie eine fett- und salzarme Instant-Geflügelbrühe verwenden (am besten ein Bioprodukt).

- **Hühnergeschnetzeltes mit Pilzen:** Für eine Portion 150 Gramm Hühnerfleisch in kurze, dünne Streifen schneiden, eine Hand voll frischer Pilze putzen und in feine Scheiben schneiden und eine halbe Schalotte fein würfen. In einer beschichteten Pfanne einen Esslöffel Sonnenblumenöl erhitzen. Die Schalotten und Pilze hinzufügen und unter häufigem Wenden 3 bis 4 Minuten dünsten. Mit Salz und Pfeffer würzen. Das Hühnerfleisch unterheben und ebenfalls unter häufigem Wenden garen, bis das Fleisch weich, aber noch saftig ist. Eventuell mit Pfeffer abschmecken. Vom Herd nehmen und sofort einen Esslöffel sehr fettarmer Sahne unterrühren (die fettärmste, die Sie finden können).
- **Tee-Smoothie:** Einen gehäuften Teelöffel getrocknetes Eisenkraut mit 100 Milliliter kochendem Wasser übergießen. 5 Minuten ziehen lassen, abgießen und abkühlen lassen. In der Zwischenzeit einen großen Pfirsich schälen und entkernen. Das Pfirsichfleisch mit dem Tee und zwei gecrushten Eiswürfeln im Mixer pürieren. Den Smoothie in ein Glas gießen und mit einem Strohhalm trinken.

Der Geschmack des (sehr gesunden) Eisenkrauttees ist nicht jedermanns Sache. Probieren Sie je nach Saison andere Varianten, z. B. Grüner Tee mit Beerenfrüchten oder Orangen oder Mango.

Menü 2

- **Marinierte Rohkost:** Pro Portion eine kleine Zucchini, eine kleine Salatgurke und eine Eiertomate in etwa millimeterdicke Scheiben schneiden. Die Scheiben im Kreis und wie Dachziegel überlappend auf einem flachen Teller dekorativ anordnen. Je eine Prise Salz und Pfeffer darüberstreuen und einen Esslöffel Olivenöl darüberträufeln. Zum Schluss eine fein gewürfelte Schalotte oder eine in feine Ringe geschnittene Frühlingszwiebel auf dem Gemüse verteilen. Zum Marinieren den Teller eine Stunde in den Kühlschrank stellen.
- **Pochiertes Kabeljaufilet:** Die Fischfilets halbieren (damit sie sich später besser aus dem Topf heben lassen). Für den Sud in einer Kasserolle oder einem anderen breiten Topf etwa 1,5 Liter Wasser mit einer Zimtstange, einer Gewürznelke, einer Prise gemahlenem Nelkenpfeffer (Piment) und etwas grobem Meersalz zum Kochen bringen. Die Hitze so verringern, dass der Sud nur noch ganz leicht köchelt. Den Fisch in den Sud geben und etwa 5 Minuten pochieren (gar ziehen lassen). Die Fischfilets bis zum Servieren in dem Sud belassen. Als Beilage thailändischen Reis reichen.
- **Grapefruit-Carpaccio:** Die Grapefruit mit einem scharfen Messer so schälen, dass die äußere weiße Haut dabei vollständig entfernt wird. Die Frucht in hauchdünne Scheiben schneiden und diese auf einem flachen Teller ausbreiten.

Mariniert wird mit dem Saft eines vollreifen Granatapfels – dafür die Frucht halbieren und mithilfe einer Zitruspresse auspressen. Das Carpaccio 10 Minuten durchziehen lassen.

Menü 3

- **Chicoree-Zucchini-Cremesuppe:** Drei Chicorees quer in Streifen und eine mittelgroße Zucchini in Scheiben schneiden. In einem Topf zwei fein gewürfelte Schalotten in einem halben Esslöffel Öl andünsten. Chicoree und Zucchini hinzufügen und unter Rühren ebenfalls andünsten. Den Saft einer Orange unterrühren und 750 Milliliter entfettete Geflügelbrühe zugießen. Die Suppe 30 Minuten köcheln lassen, dann mit dem Stabmixer oder im Mixer cremig pürieren. Zum Schluss einen Esslöffel sehr fettarmer Sahne unterrühren (die fettärmste, die Sie finden können). Die Suppe reicht für vier bis sechs Portionen, Reste der Suppe im Kühlschrank aufbewahren oder portionsweise einfrieren, *bevor* die Sahne untergerührt wird (die Sahne später in die aufgetaute Suppe rühren).
- **Kalamari mit gegrillter Paprika:** Eine beschichtete Pfanne mit ganz wenig Olivenöl ausstreichen und darin fein gewürfelte Knoblauchzehen andünsten. Die Kalamari hinzufügen und 5 Minuten dünsten. Mit Meersalz und einem milden Chilipulver würzen. Fein zerkleinerte Petersilie unterheben und die Pfanne sofort vom Herd nehmen. Gegrillte, enthäutete Paprikastücke mit etwas Balsamico-Essig beträufeln und zusammen mit den Kalamari anrichten.
  Rechnen Sie pro Person 80 bis 100 Gramm kleine geputzte Kalamari. Sie können frische oder gefrorene Tintenfischrin-

ge verwenden. Die Knoblauchmenge richtet sich nach Ihrem persönlichen Geschmack.

Die Paprika besser ein oder zwei Tage vorher zubereiten, da die Zubereitung etwas Zeit kostet: Rote Paprikaschoten entkernen und vierteln. Die Stücke mit der Haut nach oben nebeneinander auf ein Backblech legen und im Backofen grillen, bis die Haut braun wird und Blasen schlägt. Abgekühlt, aber noch warm die Haut abziehen. Über einem tiefen Teller arbeiten, um den Saft aufzufangen. Die Paprikastücke samt Saft in einen luftdichten Behälter geben – hält sich eine Woche im Kühlschrank und schmeckt warm oder kalt auch gut zu Geflügelfleisch und Fisch.

- **Ananassalat:** Für vier Portionen eine frische Ananas in kleine Stücke schneiden und mit der abgeriebenen Schale von einer unbehandelten Zitrone mischen. Vor dem Servieren mindestens eine Stunde ziehen lassen.

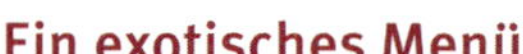

Ein exotisches Menü

- **Marokkanischer Salat:** Eine Dose Kichererbsen in ein Sieb abgießen, abspülen und abtropfen lassen. Die Kichererbsen mit einer großen geraspelten Möhre und einem Esslöffel Olivenöl mischen. Mit fein zerkleinertem Knoblauch, gemahlenem Kümmel, Salz und Pfeffer würzen. Gründlich mischen und etwa 30 Minuten ziehen lassen. Reicht für drei bis vier Portionen.
- **Curry-Jakobsmuscheln mit Feldsalat:** Pro Person drei bis vier ausgelöste Jakobsmuscheln mit kaltem Wasser abspü-

len und trocken tupfen. Beide Seiten mit Salz und Pfeffer würzen und großzügig mit Currypulver bestäuben. In einer beschichteten Pfanne das Muschelfleisch in einem halben Esslöffel Olivenöl auf jeder Seite etwa 30 Sekunden braten. Als Beilage Feldsalat reichen. Ganz gleich, ob Sie alleine essen oder mehrere Personen an der Mahlzeit teilnehmen, beim Anmachen des Salats mit Olivenöl, Balsamico-Essig, Salz und Pfeffer gilt für Sie: nicht mehr als einen halben Esslöffel Öl verwenden.

- **Obstsalat à la Piña Colada:** Dünne Scheiben von Mango und Kiwi sowie einige Ananasstückchen in einem Schälchen anrichten. Etwas ausgekratztes Mark einer Vanilleschote im Mörser mit etwas Kokosmilch verrühren und die Mischung über das Obst träufeln. Das Obst ist an sich süß genug, doch wenn Sie möchten, können Sie ein wenig Süßstoff hinzufügen.
- **Kabeljaufilet mit Zwiebeln und Paprika:** Mit Wasser verdünnte Magermilch mit einem Lorbeerblatt in einem Topf zum Sieden bringen – zwei Drittel Milch, ein Drittel Wasser und so viel, dass der Fisch von der Flüssigkeit vollkommen bedeckt ist. Den Fisch 10 Minuten in der Milchmischung ziehen lassen. In der Zwischenzeit Zwiebeln und Knoblauchzehen in feine Würfel schneiden. Rote Paprikaschoten entkernen und in feine Streifen schneiden – rechnen Sie pro 150 Gramm Kabeljaufilet eine mittelgroße Zwiebel, eine Knoblauchzehe und eine halbe mittelgroße Paprikaschote. In einer beschichteten Pfanne die Zwiebeln und den Knoblauch in ganz wenig Öl andünsten. Den Fisch (nebeneinander) in eine flache Auflaufform geben und die Zwiebel-Knob-

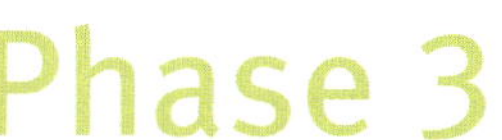

lauch-Mischung und die Paprikastreifen ringsherum um jedes Filet verteilen. Einen Teil der Milchmischung zugießen, ohne den Fisch zu bedecken, und das Ganze bei 210 °C im Backofen 15 Minuten garen. Zum Servieren auf jedes Filet etwas Gemüse setzen und Ofenkartoffeln dazu reichen.

- **Birnen-Gratiné:** Pro Portion eine geschälte, entkernte Birne mit 150 Gramm Naturjoghurt und etwas Süßstoff im Mixer pürieren. Die Mischung in eine flache Gefrierdose füllen und diese offen zwei bis drei Stunden ins Gefriergerät stellen. Dabei alle 15 bis 20 Minuten das Gefrorene vom Rand her mit einer Gabel loskratzen, sodass es in Bröckchen gefriert. Das Gratiné im Glas oder in einer Eisschale servieren.

Mittagessen zum Mitnehmen an den Arbeitsplatz

- **Nudel-Brokkoli-Salat:** Zwei bis drei Hand voll bissfest gegarte Brokkoliröschen und ein Schälchen gekochte kleine Nudeln mit einem Dressing aus einem halben Esslöffel Olivenöl, etwas Balsamico-Essig, Salz und Pfeffer mischen. Zum Servieren eine Scheibe mageren gekochten Schinken in kurze Streifen oder kleine Quadrate schneiden und auf den Salat geben.
- **Beeren-Mix:** Einen Naturjoghurt (0,1 Prozent Fett) mit einer Hand voll Erdbeeren, Himbeeren oder Brombeeren mit etwas Süßstoff im Mixer pürieren.

Menü für Gäste

- **Aperitif:** Für Sie Mineralwasser mit einem Schuss Orangensaft, für Ihre Gäste einen Communard (Crème de Cassis mit

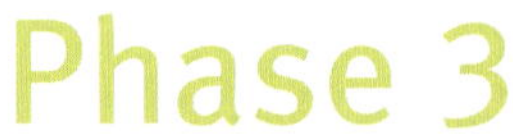

Beaujolais) oder Kir Royal (Crème de Cassis mit Champagner) – Mischungsverhältnis jeweils 1:10. Dazu reichen Sie **Rohkoststifte mit pikantem Dip:** Möhren, Salatgurke und Staudensellerie in gut einen Zentimeter dicke, lange Stifte schneiden und in (Wasser-)Gläser stellen. Für den Dip Magerquark mit reichlich fein geschnittener Petersilie mischen und mit Chilipulver würzen.

- **Gemüseschaumsuppe aus Brokkoli, Zucchini und Knoblauch:** Das grob zerkleinerte Gemüse mit ganzen Knoblauchzehen in leicht gesalzenem Wasser etwas weicher als bissfest kochen. Abgießen, dabei die Kochflüssigkeit auffangen. Das Gemüse im Mixer pürieren und etwas Kochflüssigkeit hinzufügen – die Konsistenz sollte cremig und nicht zu flüssig sein. Die Suppe in einen sauberen Topf füllen und mit Salz, Pfeffer und einer Prise frisch geriebener Muskatnuss abschmecken. Kurz vor dem Servieren fettarme Sahne steif schlagen. Die Suppe mit einem Stabmixer schaumig schlagen, in Suppentassen füllen und einen Klecks Sahne in die Mitte setzen.

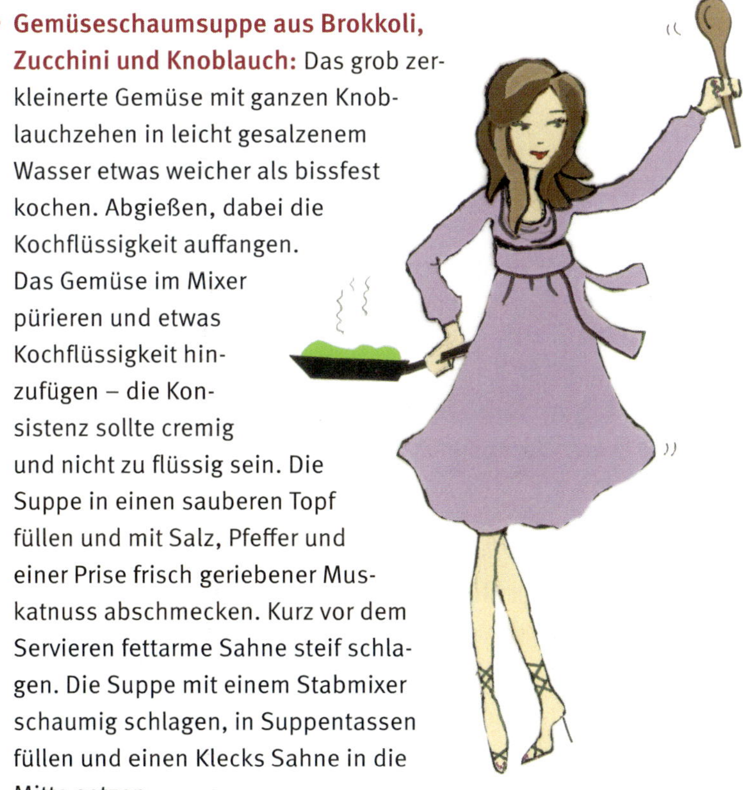

- **Seeteufelmedaillons mit Curry gewürzt:** Für vier Personen etwa 600 Gramm Seeteufel in Medaillons schneiden. Je zwei bis drei Schalotten und Knoblauchzehen in feine Würfel schneiden. Schalotten, Knoblauch und eine Gewürznelke in einem Schmortopf in einem Teelöffel Olivenöl unter Rühren 1 Minute andünsten. Zwei Teelöffel Currypulver hinzufügen und weitere 2 Minuten rühren. Eine kleine Dose (160 Milliliter) Kokosmilch unterrühren und zum Kochen bringen, dann bei verringerter Hitze 10 Minuten leicht köcheln lassen. Die Seeteufelmedaillons in den Topf geben und 4 bis 6 Minuten garen, dabei einmal wenden. Als Beilage Basmatireis reichen.
  Statt des Seeteufels können Sie Kabeljau, Rotbarsch, Seelachs, Seehecht, Riesengarnelen oder auch Hühner- und Putenbrust verwenden.
- **Ananas-Carpaccio:** Die geschälte und vom Strunk befreite Ananas in hauchdünne Scheiben schneiden (auf einem Schneidbrett mit Saftrille oder einem flachen Teller, damit der Saft nicht verloren geht). Die Ananasscheiben auf flachen Tellern anrichten. Das ausgekratzte Mark einer Vanilleschote mit Ananassaft und einigen Tröpfchen Rum verrühren und auf die Ananas träufeln. Das Carpaccio vor dem Servieren etwa eine halbe Stunde durchziehen lassen.
  Verwenden Sie für dieses Dessert am besten eine vollreife Victoria-Ananas. Bei voller Reife hat diese Sorte eine goldgelbe Schale, und das Fruchtfleisch ist sehr saftig und zuckersüß.

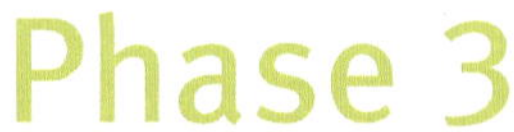

Auf geht's in die Stabilisierungsphase

Wenn Sie bis hierhin gekommen sind, haben Sie eine klasse Leistung vollbracht. Sie verdienen Respekt und ein großes Kompliment. Nun heißt es, Ihren Erfolg zu sichern. Dazu dient die Stabilisierungsphase, über die Sie im Abschnitt »Die Stabilisierungsphase und ihre Bedeutung« (Seite 54) schon einiges erfahren haben. Ab jetzt geht es darum, Nahrungsmittel, die während der Phasen 1 bis 3 nicht auf dem Speiseplan standen, langsam wieder einzuführen. Die Dauer der Stabilisierungsphase hängt von den abgenommenen Kilos ab. Erinnern Sie sich an die Faustregel? Pro abgespecktem Kilo benötigt Ihr Körper einen Monat zur Stabilisierung, also fünf Monate bei fünf Kilos, zehn Monate bei zehn Kilos usw.

Keine Sorge, Ihnen stehen keine weiteren anstrengenden Diätwochen bevor! In der Stabilisierungszeit sollen Sie sich vor allem daran gewöhnen, mit Ihrer Kalorienzufuhr und Ihrem Kalorienverbrauch ohne langes Nachdenken bedarfsgerecht umzugehen. Wenn Sie Lust auf ein Stück Kuchen haben, greifen Sie ruhig zu, sofern Sie an dem Tag einen Ausgleich schaffen, z. B. durch eine Stunde Gymnastik, einen langen Spaziergang oder Ähnliches.

Ein anderes Beispiel: Sie sind irgendwo zum Essen eingeladen, wo man Ihnen deftige Hausmannkost, sei es einen Fleischeintopf oder eine Schlachtplatte, vorsetzt. Essen Sie ohne schlechtes Gewissen eine nicht zu üppig bemessene Portion – auf einen Nachschlag sollten Sie allerdings verzichten. Anschließend machen Sie einen Verdauungsspaziergang. Verfahren Sie aber nicht tagtäglich nach dem Motto »Oje, ich habe ... gegessen, jetzt muss ich sofort einen Ausgleich schaffen.« Erstens funktioniert das im Alltag nicht, und zweitens setzen Sie sich unter Stress, der die Essgewohnheiten bekanntlich negativ beeinflusst. Betrachten Sie besser die ganze Woche. Nehmen Sie sich die Zeit und erstellen Sie während der Stabilisierungsphase weiterhin einen Wochenspeiseplan. Wenn Sie tagsüber Sahnesauce, Wurstwaren, Käse oder Gebäck verzehren, essen Sie abends gemäß der Phase 3. Eine Schlemmermahlzeit am Wochenende gleichen Sie in der folgenden Woche ebenfalls auf diese Weise aus.

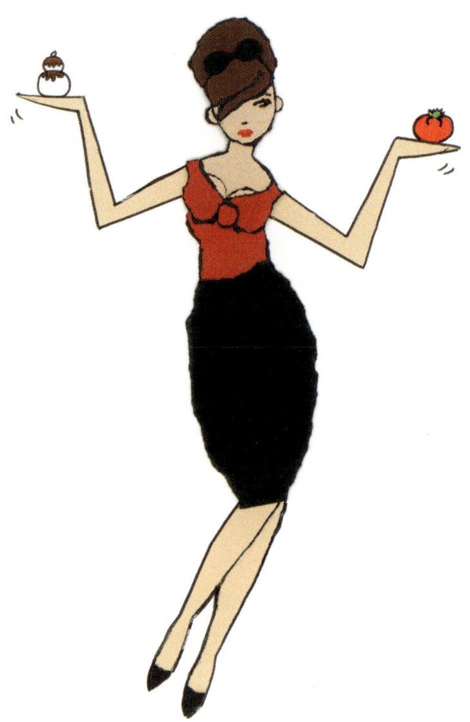

Stabilisierungsphase

Tipps für die nächsten Monate

Die »10 goldenen Regeln für die Drei-Phasen-Diät« (siehe Seite 71ff.) sind Ihnen in den letzten Wochen wahrscheinlich in Fleisch und Blut übergegangen. Das ist gut so, denn im Prinzip gelten sie auch in der Stabilisierungsphase und darüber hinaus, da sie dazu beitragen, Ernährungsfehler, die Ihrer Figur und Ihrer Gesundheit schaden, zu vermeiden.

Achten Sie weiterhin darauf, genügend zu trinken, bevorzugt Mineralwasser, Grünen Tee oder Kräutertee. Sie dürfen sich aber die ein oder andere Tasse schwarzen Tee gönnen.

Einen Leitfaden für Ihren Speiseplan benötigen Sie eigentlich nicht mehr. Das nachfolgende Beispiel für einen Wochenplan soll Ihnen aber einen Eindruck vermitteln, wie Sie Ihre Ernährung während der Stabilisierungsphase abwechslungsreich, gesund und figurfreundlich gestalten können.

Montag

Nein, Ravioli, gibt es heute nicht. Aber Sie beginnen, (fast) alles, was Sie über Wochen nicht gegessen haben, wieder in Ihren Speiseplan zu integrieren.

Frühstück

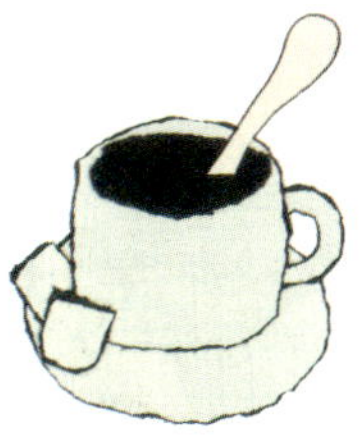

- Kaffee oder Tee, nach Belieben mit Süßstoff
- 2 Scheiben Vollkornbrot
- 10 g fettarme Butter
- 1 Fruchtjoghurt (fett- und zuckerarm)

Im Lauf des Vormittags

- 1 Naturjoghurt (0,1 Prozent Fett)
- Grüner Tee

Mittagessen

- Tomatensalat mit Knoblauch und Petersilie, mit Balsamico-Essig, Salz, Pfeffer und einem halben Esslöffel Olivenöl angemacht
- Gegrilltes Steak, gedünstete grüne Bohnen und Kartoffelbrei – für die Zubereitung nicht mehr als einen halben Esslöffel Olivenöl verwenden
- Obstsalat und 1 Butterkeks

Im Lauf des Nachmittags

- 1 hart gekochtes Ei
- Kräutertee

Abendessen

- Gemüsesuppe aus gemischtem Gemüse (Sorten nach Belieben)
- Lachsfilet mit Tomaten: Den Lachs in einer vorgeheizten beschichteten Pfanne einige Sekunden ganz leicht anbraten. Den Herd sofort ausstellen. Dünne Tomatenscheiben neben den Fisch legen. Den Pfannendeckel fest schließen. Die Hitze reicht aus, um Lachs und Tomaten in 10 Minuten zu garen. Zum Schluss mit Salz und Pfeffer würzen.
- 1 Naturjoghurt (0,1 Prozent Fett)

Stabilisierungsphase

Dienstag

Mit dem »Pichelsteiner« kommt ein beliebter Eintopf auf den Speiseplan. Um den Fettgehalt zu reduzieren, kochen Sie den Eintopf am Vortag, stellen den Topf in den Kühlschrank und heben am nächsten Tag die Fettschicht, die sich über Nacht gebildet hat, ab.

Frühstück

- Kaffee oder Tee, nach Belieben mit Süßstoff
- 20 g Cornflakes (fett- und zuckerarm) mit 200 ml Magermilch

Im Lauf des Vormittags

- 1 Scheibe magerer gekochter Schinken
- Thymian- oder anderer Kräutertee

Mittagessen

- Pichelsteiner Topf, aus sehr magerem Rindfleisch, viel Wurzelgemüse und wenigen Kartoffeln zubereitet
- 1 Clementine

Im Lauf des Nachmittags

- 1 Naturjoghurt (0,1 Prozent Fett)
- Tee

Abendessen

- Salat aus bissfest gegarten grünen Bohnen mit fein gewürfelten Schalotten, fein zerkleinerter Petersilie, mit Weinessig, Salz, Pfeffer und einem halben Esslöffel Olivenöl angemacht

- 2 Rühreier mit frischen Pilzen und Tomatenwürfeln
- Magerquark (20 Prozent Fett) mit 1 klein geschnittenen Birne gemischt

Mittwoch

Käse zum Nachtisch! Der Speiseplan normalisiert sich immer mehr.

Frühstück

- Kaffee oder Tee, nach Belieben mit Süßstoff
- Mixgetränk aus 250 ml Sojamilch, 1 kleinen, sehr reifen Banane und 2 Teelöffeln Weizenkeime, nach Belieben mit Süßstoff

Im Lauf des Vormittags

- Magerquark (0,1 Prozent Fett)
- Kräutertee

Mittagessen

- Gazpacho: je 1 Tomate, kleine Salatgurke, Paprikaschote, Zwiebel und Knoblauchzehe – das Gemüse mit etwas Wasser im Mixer pürieren, zum Schluss 1 Esslöffel Olivenöl und 1 Esslöffel Essig hinzufügen. Mit Salz und Pfeffer würzen. Gekühlt servieren.
- 1 kleine Scheibe Vollkornbrot

- Gegrillte Seezunge mit Reis
- 1/8 eines Camemberts

Im Lauf des Nachmittags

- 1 Naturjoghurt (0,1 Prozent Fett)
- 1 Apfel

Abendessen

- Blumenkohlcremesuppe, mit Muskatnuss abgeschmeckt
- Gegrillte Hühnerbrust (ohne Haut) mit Selleriepüree
- 1 Naturjoghurt (0,1 Prozent Fett)

Donnerstag

Nicht vergessen: Keine Mahlzeit auslassen! Auch wenn Sie über Mittag einen Einkaufsbummel machen, Zeit fürs Essen muss sein.

Frühstück

- Kaffee oder Tee, nach Belieben mit Süßstoff
- 30 g Haferschrot mit Magermilch (15 Minuten stehen lassen, damit der Haferschrot weich wird)
- 1 Orange

Im Lauf des Vormittags

- 1 Naturjoghurt (0,1 Prozent Fett)
- Grüner Tee

Mittagessen

- Chefsalat aus grünem Salat, Gurken- und Tomatenwürfeln, 60 g Zartweizen (Ebly), je einer kleinen Hand voll gewürfeltem Emmentaler und magerem gekochten Schinken und einigen schwarzen Oliven. Für das Dressing Essig, Salz und Pfeffer mit einem halben Esslöffel Rapsöl mischen. Zum Schluss den Salat großzügig mit Schnittlauchröllchen bestreuen.
- Magerquark (0,1 Prozent Fett), nach Belieben mit Süßstoff
- 1 Aprikose oder 1 große Pflaume

Im Lauf des Nachmittags

- 1 Scheibe Vollkornbrot, mit 10 g fettarmer Butter bestrichen
- Tee

Abendessen

- Cremesuppe aus Lauch und Kartoffeln
- 2 Scheiben magerer gekochter Schinken, in kurze Streifen geschnitten, entweder in die Suppe oder zum Salat geben
- Blattsalat mit einem Dressing aus Essig, Salz, Pfeffer und einem halben Esslöffel Rapsöl
- Magerquark (20 Prozent Fett)

Freitag

Ja, Sie lesen richtig: Die Pasta mit Sauce kehrt zurück! Was Sie jedoch nicht tun sollten: einen Berg Spaghetti auf Ihren Teller häufen und mit einer Sauce übergießen, die im Fett schwimmt. Orientieren Sie sich eher an einer Vorspeisenportion als an der stattlichen Menge, die Sie (möglicherweise) früher gegessen haben. Das Abendessen ist eine Variante eines französischen Rezeptes, mit dem Sie Gästen etwas Besonderes bieten können. Wenn Ihnen das Gericht in dieser Form nicht behagt, bereiten Sie die Schweinelende mit Gemüse zu.

Frühstück

- 1 Tee oder Kaffee, nach Belieben mit Süßstoff
- Mix aus 1 Naturjoghurt (0,1 Prozent Fett), 1 Hand voll Weizenkeimen und 1 klein geschnittenen Birne, nach Belieben mit Süßstoff

Im Lauf des Vormittags

- Magerquark (0,1 Prozent Fett)
- Grüner Tee

Mittagessen

- Spaghetti Bolognese: Die Spaghetti bissfest garen. Für die Sauce Zwiebeln, Möhren und Knollensellerie fein würfeln und in wenig Olivenöl andünsten. Kalbshackfleisch hinzufügen und rühren, bis das Fleisch seine Farbe von Rosa in Braun zu wechseln beginnt. Tomaten in Stücken (Dose oder Tetrapak) unterrühren. Mit Salz, Pfeffer, Thymian und Lorbeerblatt würzen. Die Sauce 40 Minuten köcheln lassen. Die Spaghetti mit der Sauce auf Tellern anrichten und mit frisch geriebenem Parmesankäse bestreuen.
- 1 Mini-Ziegenfrischkäse
- 1 Clementine

Im Lauf des Nachmittags

- Magerquark (20 Prozent Fett)
- 1 Apfel, fein raspeln und unter den Quark mischen
- Tee

Abendessen

- Schweinelende mit Mirabellen und Maisgrieß: Für vier bis fünf Personen etwa 800 Gramm Schweinelende in vier gleich große Stücke schneiden. Das Fleisch in einem Schmortopf in sehr wenig Olivenöl kurz anbraten und mit Salz und Pfeffer würzen. Mit 100 Milliliter Wasser ablöschen. Etwa 1 Kilogramm Mirabellen, 1 Prise Zimt, 1 Prise Ingwerpulver und 1 Gewürznelke hinzufügen. Das Ganze bei geringer Hitze im geschlossenen Topf 40 bis 45 Minuten garen, bis die Mirabellen weich sind und das Fleisch gar, aber noch saftig ist. Zwischendurch kontrollieren, ob die Mirabellen genügend Saft abgeben, damit nichts anbrennt und Sie das Fleisch mit etwas Fruchtsauce servieren können. Als Beilage Polenta reichen, die Sie mit einer Fünf-Gewürze-Mischung (einer pikanten Gewürzmischung aus dem Asialaden) pikant zubereiten können.
- Joghurt mit Orangenblütenwasser aromatisiert, nach Belieben Süßstoff hinzufügen

Samstag

Haben Sie Lust, Ihren Erfolg mit anderen zu feiern? Für das Abendessen erhalten Sie einen Menüvorschlag, in dem sich die Rückkehr zur »Normalität« widerspiegelt.

Stabilisierungsphase

Frühstück

- Kaffee oder Tee, nach Belieben mit Süßstoff
- 2 Scheiben Vollkornbrot
- 10 g fettarme Butter
- Saft einer frisch ausgepressten Orange

Im Lauf des Vormittags

- 1 Naturjoghurt (0,1 Prozent Fett)
- Tee

Mittagessen

- Garnelen oder andere Meeresfrüchte, mit Zitrone, Essig und fein gewürfelten Schalotten gewürzt, oder ein gemischter Salat
- Gegrillter Fisch mit gedämpften Kartoffeln
- Heiße Himbeeren mit Vanillesauce

Im Lauf des Nachmittags

- 1 Naturjoghurt (0,1 Prozent Fett)
- Kräutertee

Abendessen

Menü für vier Personen:

- *Aperitif:* 1 Glas trockener Champagner oder Sekt, Kirschtomaten dazu reichen

Stabilisierungsphase

- *Kürbis-Zuccini-Ingwer-Cremesuppe:* Einen Hokkaidokürbis bei 150 °C im Backofen 45 Minuten backen. Herausnehmen und etwas abkühlen lassen. Den Kürbis halbieren und die Samen entfernen. Das Fruchtfleisch aus der Schale nehmen und in einen Topf geben. Eine große, in Scheiben geschnittene Zucchini sowie etwa 100 Gramm geschälten frischen Ingwer hinzufügen. Einen Liter entfettete Geflügelbrühe zugießen und das Ganze bei mittlerer Hitze 20 Minuten köcheln lassen. Den Ingwer herausnehmen und die Suppe mit Ingwerpulver abschmecken. Zum Servieren die Suppe mit dem Stabmixer schaumig pürieren.
- *Asiatisches Tartar mit Chinakohl:* 600 Gramm wirklich frisches Rinderhackfleisch in eine Schüssel geben. Eine Zwiebel, einen Bund frischen Koriander und einen Stängel Zitronengras ganz fein zerkleinern und mit einem halben Esslöffel Olivenöl, Salz, Pfeffer sowie einigen Tropfen Tabasco und Sojasauce unter das Hackfleisch mischen. Das Tartar wie Hamburger formen und roh oder kurz angebraten servieren.

  Für die Beilage einen mittelgroßen Chinakohl in Streifen schneiden und im Wok mit einem halben Esslöffel Erdnussöl, etwas Pfeffer und Sojasauce kurz andünsten.
- *Birne mit Schokosauce:* In einen Liter schwarzen Tee (bevorzugt Earl Grey) ein Päckchen Vanillezucker, 1 Knoblauchzehe, 1 Zimtstange und drei Kardamomkapseln geben und darin vier geschälte Birnen 15 Minuten garen. Zum Servieren mit geschmolzener dunkler Schokolade beträufeln. 100 Gramm Schokolade reichen für vier Personen. Und schlecken Sie den Topf besser nicht aus!

Stabilisierungsphase

Sonntag

Der Sonntag könnte für Sie heikel werden, wenn Sie in alte Gewohnheiten zurückfallen. Mit einem traditionellen Sonntagsessen, das häufig nur so vor Kalorien strotzt, schießen Sie womöglich eine Woche »Mit Bedacht essen« in den Wind. Auch der Verdauungsspaziergang als Ausgleich hat seine Grenzen.

Überschlagen Sie, was Sie von Montag bis Samstag verzehrt haben – vielleicht brauchen Sie den Sonntag, um die Bilanz auszugleichen, z. B. mit folgendem Speiseplan.

Frühstück

- Kaffee oder Tee, nach Belieben mit Süßstoff
- 30 g Haferflocken mit Magermilch

Im Lauf des Vormittags

- 1 Apfel
- Kräutertee

Mittagsessen

- Rohkostsalat aus geraspeltem Gemüse, ohne Öl zubereitet, eventuell kurz blanchiert und in etwas Zitronensaft mariniert
- Kalbfrikassee mit frischen Pilzen und weißem Reis. Das Frikassee mit ganz wenig Öl und wenig sehr fettarmer Sahne zubereiten.
- Obstsalat

Im Lauf des Nachmittags

- 1 kleines Stück Apfelkuchen
- Tee

Abendessen

- Gemüsebrühe
- 1 Scheibe mageren gekochten Schinken
- 1 Naturjoghurt (0,1 Prozent Fett)

Wenn Sie im Restaurant essen …

… finden Sie in den unterschiedlichen Lokalen meistens etwas, das zum Speiseplan der einzelnen Phasen passt. Hier einige Beispiele:

Pizzeria

Phase 1 und Phase 2 (Abendessen):

- Carpaccio
  (Rindfleisch oder Lachs) mit Blattsalat ***oder***
  Gemischter Salat ***oder***
  Putenschnitzel (nicht paniert) mit Blattsalat

Phase 2 (Mittagessen) und Phase 3

- Pasta mit einfacher Tomatensauce ***oder***
  Pizza ohne Käse mit einem Ei oder mit Gemüse (den dicken Pizzarand nicht essen!)

Chinarestaurant

Phase 1 und Phase 2 (Abendessen)

- Salat aus Hühnerfleisch und Sojasprossen ***oder***
  Spießchen mit Hühnerfleisch oder Garnelen mit gedämpftem Gemüse

Phase 2 (Mittagessen) und Phase 3

- 2 Frühlingsrollen ***oder***
  Suppe mit Hakao (Teigtaschen mit Garnelenfüllung) und Gemüse ***oder***
  4 Hakao (Teigtaschen mit Garnelenfüllung) mit Krabbensalat ***oder***
  Spießchen mit Garnelen oder Hühnerfleisch vom Grill mit einem Schälchen Reis

Japanisches Restaurant

Phase 1 und Phase 2 (Abendessen)

- Miso mit Sashimi ***oder***
  Spießchen mit Garnelen oder Hühnerfleisch

Phase 2 und 3

- Sushi und Sashimi

Einfache Gaststätte

Phase 1 und Phase 2 (Abendessen)

- Kräuteromelette mit Blattsalat ***oder***
  Salat mit Käse und Ei

Phase 2 und 3

- Grillhähnchen (ohne Haut) mit Salzkartoffeln oder Reis und gedämpftem Gemüse (1 Scheibe Vollkornbrot ist »erlaubt«)

Normales Restaurant

Phase 1 und Phase 2 (Abendessen)

- Muscheln in Weißwein ***oder***
  Gemüsecremesuppe und Fischfilet (gedünstet) und gedämpftes Gemüse ***oder***
  Puten- oder Hühnerschnitzel (nicht paniert) mit grünen Bohnen

Phase 2 und 3

- Meeresfrüchte mit Nudeln ***oder***
  Tatar mit Gemüse ***oder***
  Gegrillte Seezunge mit Reis und gedämpftem Gemüse

Cafeteria

Phase 1 und Phase 2 (Abendessen)

- Gemüsesalat mit Thunfisch, Ei, Hühnerfleisch oder gekochtem Schinken

Phase 2 und 3

- Vollkorn-Sandwich mit gekochtem Schinken oder Putenbrust ***oder***
  Gemischter Salat mit Mais oder Reis gemischt ***oder***
  Gemüsesalat mit Thunfisch, Ei, Hühnerfleisch oder gekochtem Schinken und einer Scheibe Vollkornbrot

Wie steht's mit dem Dessert?

Die Phasen 1 bis 3 sind nicht die Zeit für Desserts, wie sie auf den Speisekarten von Restaurants stehen. Der Nachtisch ist schlicht oder fällt ganz aus.

Phase 1

- Quark

Phase 2 und 3

- Obstsalat aus frischen Früchten

Tricks der leichten Küche für Genießer

Lauch und anderes Gemüse ist in wenigen Minuten gedämpft. Gut und schön, doch gerade in der heiklen Zeit des Abnehmens sollten Sie sich, was den Geschmack des Essens betrifft, etwas Gutes tun. Gerichte, die fad und langweilig schmecken, machen Ihnen nur das Diätleben schwer. Hier finden Sie einige Tipps, wie Sie Ihre Ernährung auf einfache Weise geschmacklich aufpeppen können.

Essen Sie Fondues!

Die Grundlage für beide Fondue-Varianten ist eine Brühe. So ein Fondue passt in Ihre Diät und bringt nicht nur viel Geschmack, sondern auch Geselligkeit oder traute Zweisamkeit mit sich.

Fleischfondue

Falls Sie Fleischbrühe nicht selber kochen (und entfetten), hier die schnelle Variante: In einen Liter Wasser die entsprechende Menge salz- und fettarmer Fleischbrühwürfel (oder gekörnter Fleischbrühe) geben. Einen Bund klein geschnittenes Suppengrün (Möhre, Lauch, Sellerie, Petersilie), eine zerkleinerte Steckrübe oder Petersilienwurzel, zwei Knoblauchzehen, ein Lorbeerblatt und zwei Stängel frischen Thymian hinzufügen. Die Brühe 20 Minuten köcheln lassen, dann kochend heiß in den Fonduetopf geben und am Sieden halten. Als Fleisch empfiehlt sich mageres Rindfleisch in hauchdünnen, mundgerechten Scheiben.

Chinesisches Fondue

Für die Brühe eine Zwiebel in einem halben Esslöffel Olivenöl andünsten. Einen Liter Wasser sowie die entsprechende Menge salz- und fettarmer Fleischbrühwürfel (oder gekörnter Fleischbrühe) hinzufügen. Ein großes Stück geraspelten frischen Ingwer, je zwei, drei frische Thymian- und Petersilienstängel, einen Stängel Zitronengras, drei Kardamomkapseln, fein zerkleinertes Suppengemüse (Möhre, Lauch, Sellerie) und eine kleine Hand voll Mais zugeben. Die Brühe einige Minuten köcheln lassen. Kochend heiß in den Fonduetopf geben, eine Hand voll Sojasprossen und einen Teelöffel fein zerkleinerter Korianderblättchen hinzufügen. Die Brühe am Sieden halten. Hier empfiehlt sich Hühner- und Rindfleisch und Fisch in hauchdünnen, mundgerechten Scheiben. Auch Garnelen passen gut zu der Brühe.

Nutzen Sie die Würzkraft des Essigs

Essig hat nur wenig Kalorien, verfeinert aber mit seiner intensiven Würzkraft unzählige Speisen. Wer sich noch nicht näher mit Essigsorten beschäftigt hat, wird von der Vielfalt überrascht sein. Große Supermärkte bieten meistens ein breit gefächertes Essigsortiment an, darunter auch ziemlich teure Sorten.

Vielseitig verwendbar ist Balsamico-Essig. Einige Tropfen geben Tomatensaft einen würzigen Kick. Mögen Sie Anchovis? Dann legen Sie eine halbe Anchovi auf ein Stück frische Paprikaschote und geben Sie einen Tropfen Essig darauf – das ergibt eine Vorspeise, bei der Sie nicht an Diät denken.

Auch gedämpftem Gemüse verleiht Essig eine angenehm säuerliche und, je nach Sorte, besondere Note. Salatdressing mit nur einem halben Esslöffel Öl ist für die meisten gewöhnungsbedürftig, doch der unterschiedliche Geschmack der Essigsorten wird Ihnen helfen, mit der Ölreduzierung zurechtzukommen. Ein Salat aus bissfest gegarten grünen Bohnen mit fein gewürfelten Schalotten schmeckt raffiniert gut mit einem Dressing aus einem halben Esslöffel Oliven- oder Nussöl und Sherry-Essig. Dieser edle, leicht rötliche Essig reift in Spanien genau wie der Sherry in Eichenfässern. Gut dazu würde auch der Banyuls-Essig passen, ein aromatischer Rotweinessig mit einem Hauch an Vanillegeschmack. Er wird im Südwesten Frankreichs, im Roussillon, hergestellt. Spitzenköche schätzen diese beiden Essigsorten sehr. Zu Blatt- und Pflücksalaten, wie Kopfsalat oder Feldsalat, passen Estragon-, Himbeer-, Nuss- und Schalottenessig, die im Geschmack aromatisch, aber mild sind. Wer weiß, vielleicht finden Sie ja Spaß daran, die variantenreiche Welt des Essigs zu erforschen.

Kombinieren und mixen Sie

Ein guter Mixer und ein stabiler Stabmixer dürfen in Ihrer Küche nicht fehlen – Sie verhelfen Ihnen zu köstlichen Suppen und erfrischenden Mixturen. Gefragt ist aber auch Ihre Kreativität, wenn es darum geht, Zutaten so miteinander zu kombinieren, dass sie den sparsamen Einsatz von Öl schmackhaft ausgleichen.

Cremesuppen

Duftig, luftig und weich wie Schaum schmecken Cremesuppen besonders köstlich. Da reicht es nicht, die Zutaten im Mixer lange zu pürieren. Zücken Sie kurz vor dem Servieren Ihren Stabmixer und schäumen Sie die Suppe im Topf gründlich auf. Natürlich hängt der Geschmack nicht nur von der Konsistenz ab, sondern auch die Zutaten müssen miteinander harmonieren. Hier eine Suppe, die sich für ein feines Essen bestens eignet. Die Suppe reicht als Vorspeise für vier Personen.

- *Brunnenkresse-Zucchini-Cremesuppe:* Zwei Bund Brunnenkresse waschen, grob zerkleinern und in einem halben Esslöffel Olivenöl kurz andünsten, bis die Blättchen zusammenfallen. Zwei große, in Scheiben geschnittene Zucchini hinzufügen. Einen Liter Wasser und die entsprechende Menge Instant-Geflügelbrühe (fett- und salzarm) oder selbst gekochte entfettete Geflügelbrühe zugeben. Mit Pfeffer würzen. Die Suppe 20 Minuten garen. Gut ein Drittel der Flüssigkeit in ein Gefäß abgießen, den restlichen Topfinhalt in den Mixer geben und lange pürieren, bis die Suppe sehr cremig ist. Wenn die Konsistenz zu fest ist, Brühe in kleinen

Portionen zugießen. Die Suppe kurz vor dem Servieren mit dem Stabmixer aufschäumen.

Varianten

Gut schmecken auch folgende Kombinationen:

- Zucchini, Lauch und Knoblauch
- Zucchini und Möhren, mit Kreuzkümmel oder Koriander gewürzt
- Zucchini und Spinat, mit frisch geriebener Muskatnuss gewürzt
- Zucchini und Blumenkohl, mit Currypulver gewürzt

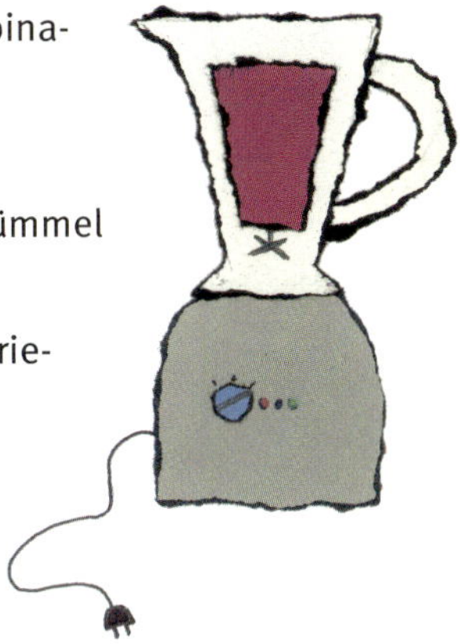

Quarkspeisen

Magerquark mit 0,1 Prozent Fettgehalt ist nun mal ziemlich trocken, fad und bröckelig. Dagegen helfen der Schneebesen und aromatisierende Zutaten, z. B. einige Tröpfchen Rosenwasser, Orangenblütenwasser oder Kaffee-Extrakt (Kaffeeöl). Nach Belieben etwas Süßstoff hinzufügen. Wenn Sie mindestens 2 Minuten kräftig schlagen, wird der Quark cremig (na ja, fast!).

Erfrischende Mixturen

Geben Sie Joghurt, Mager- oder Sojamilch oder Magerquark mit einer Hand voll Obst in den Mixer. Nach Belieben etwas Süßstoff und gecrushtes Eis hinzufügen. Lassen Sie den Mixer mindestens 2 Minuten laufen, damit die Mischung locker und schaumig wird. Morgens hilft Ihnen dieser Mix auf die Beine, am Nachmittag gegen den »Durchhänger« und am Abend vor dem Fernseher gegen Gelüste auf Süßes. Gute Kombinationen sind z. B.:

- *Morgens:* ein Stück Ananas mit Sojamilch und einem Schuss Zitronensaft
- *Nachmittags:* tiefgefrorene Heidelbeeren mit Naturjoghurt (0,1 Prozent Fett)
- *Abends:* Apfel mit Magerquark, dazu Kamillentee

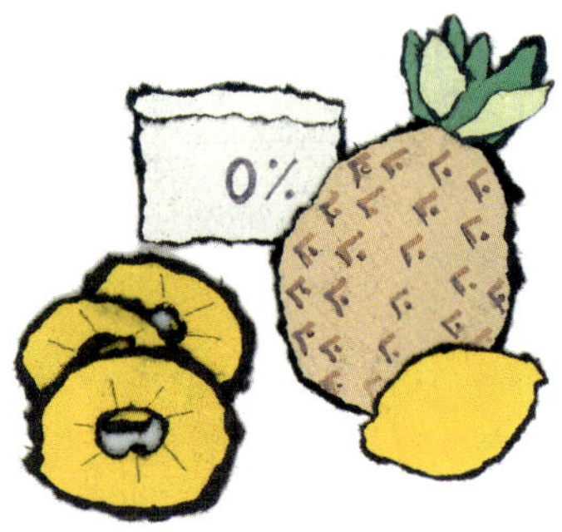

Würzen Sie mit Curry

Verwenden Sie Currypulver, dann brauchen Sie kein Salz (das Sie ja nicht so üppig verwenden sollten). Die aus Indien stammende Gewürzmischung enthält mehrere Gewürze, darunter Kurkuma (Gelbwurz), das die charakteristische Farbe beisteuert. Mit Currypulver können Sie vieles würzen, z. B. Vinaigrette, Joghurtsauce, im Wok zubereitetes Gemüse, Tomaten- und Blumenkohlcremesuppe.

Geizen Sie mit Öl

Gemüse- und Salatsorten aller Art sind wichtige Säulen Ihrer Diät. Vor allem bei der Zubereitung von Dressings dürfte es Ihnen schwerfallen, mit einem halben Esslöffel Öl auszukommen. Auch wenn Sie der Vielfalt des Essigs als Geschmacksfaktor eine Chance geben, gleicht das in Ihren Augen die geringe Ölmenge wahrscheinlich nicht aus. Lassen Sie sich Ihrer Figur zuliebe dennoch nicht beirren – geizen Sie mit Öl. Öffnen Sie sich lieber für Zutaten und Kombinationen, die viel Geschmack in sich bergen. Haben Sie schon mal ausprobiert, wie Möhren oder Lauch mit Zwiebeln oder Schalotten, Kapern und Cornichons den Gaumen kitzeln? Ein Salatdressing mit einem Löffelchen Senf schmeckt ganz anders als die pure Mischung aus einem halben Esslöffel Öl und viel Essig. Denken Sie bei Kräutern nicht nur an Petersilie, Schnittlauch und Dill. Nutzen Sie die ganze Bandbreite dieser duftenden, aromatischen Pflanzen und scheuen Sie sich nicht vor Kombinationen, die bei Ihnen bisher weder in Topf noch Schüssel kamen. Kombinieren Sie mit Lust und guten Mutes – Sie können nur gewinnen!

Drei Goldene Regeln für den Alltag

So, jetzt sind Sie dran. Was Sie bis hierher gelesen haben, wappnete Sie für die meisten Situationen des täglichen Lebens. Jetzt bleibt nur noch, Ihnen Rückenwind für Ihre Schlankheitskur zu wünschen. Und damit auch alles klappt, bekommen Sie noch mal drei einfache Regeln an die Hand.

Regel Nummer 1: Mit Augenmaß!

Prägen Sie sich den Inhalt der Grafik ein oder hängen Sie sich irgendwo eine Kopie auf. Die Grafik spiegelt Ihnen in Kurzform die Regel Nummer 1 wider, die Sie so oft wie möglich beachten sollten. Das muss nicht jeden Tag sein. Jedoch sollte sie Ihnen als eine Art automatische Notbremse dienen, sobald Sie das ungute Gefühl beschleicht: »Die Jeans sitzen zu stramm!«

Neutrale Lebensmittel

Wenn Sie ausschließlich neutrale Lebensmittel einzeln oder miteinander kombiniert verzehren, nehmen Sie garantiert relativ schnell ab. Zu diesen Nahrungsmitteln gehören Naturjoghurt mit 0,1 Prozent Fettgehalt sowie Gemüse und Blattsalat, außerdem Eier, mageres Fleisch, magerer Fisch und Gerichte wie in Wasser gekochte Miesmuscheln oder Sashimi. Die Sache hat jedoch einen Haken: Auf diese Weise dürfen Sie sich nur für einen beschränkten Zeitraum ernähren, sonst drohen Ihrem Körper Mangelerscheinungen der unterschiedlichsten Art.

Fettreiche Nahrungsmittel

Fettreiche Lebensmittel wie Butter, Käse, nicht entfetteter Joghurt, fettes Fleisch, Wurst, fettreicher Fisch oder Frittiertes können Ihrer Figur nichts anhaben, wenn Sie davon nur wenig verzehren. Das Abnehmen fördern sie allerdings nicht.

Kohlenhydratreiche Nahrungsmittel

Dazu zählen Teigwaren, Reis, Kartoffeln, Getreide und Hülsenfrüchte. Auch Obst und manche Gemüsesorten wie Möhren und Rüben enthalten verhältnismäßig viele Kohlenhydrate.

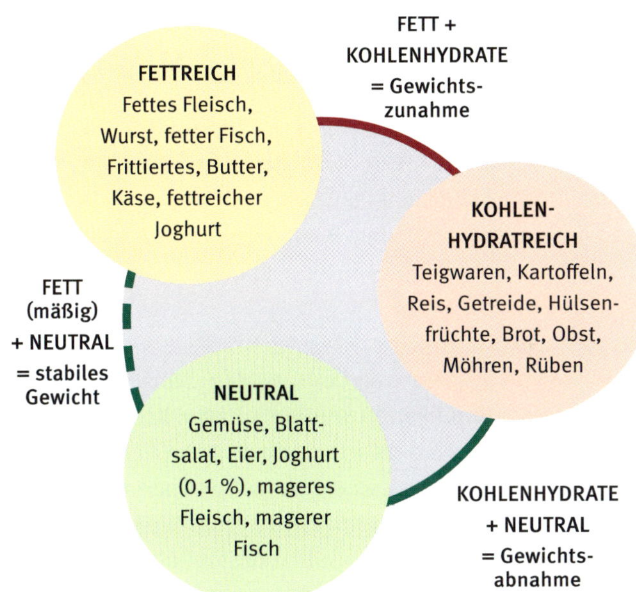

Diese Nahrungsmittel zählen zu der Kategorie »In Maßen genießen« – vor allem jene, die dem Körper Zucker im Überfluss liefern, wie z. B. Weißbrot (siehe Kapitel »Der Glykämische Index, Seite 99ff.).

Kombination: kohlenhydratreich und neutral

Diese Lebensmittelkombination bildet ein gutes Tandem, um langsam, aber sicher abzunehmen bzw. das Gewicht zu halten. Beispiele hierfür sind Brot mit gekochtem Schinken, Pasta mit purer Tomatensauce oder Brokkoli und Sushi.

Kombination: kohlenhydratreich und fett

Wenn Sie die Kombination mehr als zwei Tage hintereinander morgens, mittags, abends und obendrein in größeren Mengen zu sich nehmen, tun Sie sich keinen Gefallen. Sie nehmen kein Gramm ab, sondern sammeln eifrig die Grundlagen für überschüssige Pfunde. Oder was glauben Sie, was Ihr Körper mit dem Zucker und dem Fett, die er sich aus der Pizza, der Pasta mit Sahnesauce, den Pommes holt, macht? Ein bisschen verbrauchen, dann speichern, speichern, speichern ...

Fazit

Essen Sie mit Augenmaß. Überfrachten Sie Ihre täglichen Mahlzeiten nicht mit Fetten und »unnützen« Kohlenhydraten. Eine kleine Portion Nudeln, eine große Portion Gemüse, mageres Fleisch und der sparsame Einsatz von Fetten bekommen Ihrer Figur besser. Das bedeutet nicht, dass Sie für alle Zeiten auf Süßigkeiten, Kuchen, mit Sahne zubereitete Gerichte usw. verzichten sollen. Gegen »ab und zu« ist nichts einzuwenden, nur den täglichen Verzehr der Kombination »kohlenhydratreich und fett« sollen Sie vermeiden.

Regel Nummer 2: Verwalten Sie Ihr Gewichtskonto mit Bedacht

Halten Sie, im übertragenen Sinn, Einnahmen und Ausgaben im Gleichgewicht. Denken Sie daran, dass Sie drei Tage strenge Diät (Phase 1) halten müssen, um ein Kilogramm abzunehmen. Bei dieser kurzen Dauer verlieren Sie letztlich nur Wasser. Eine einzige üppige Mahlzeit reicht, um diesen Wasserverlust wieder auszugleichen. Frönen Sie zwei Tage dem Übermaß an fett- und zuckerreicher Nahrung, kann Ihr Körper gut und gern ein Kilogramm Fett abspeichern.

Die Rechnung ist während der Stabilisierungsphase einfach: Halten Sie sich von Montag bis Freitag an den Speiseplan der Phase 3. Am Wochenende können Sie die Leinen etwas lockerer lassen, womit allerdings nicht ein Essgelage oder »Jetzt futtere ich aber jede greifbare Kalorienbombe in mich hinein« gemeint ist.

Während der Stabilisierungsphase, in der Sie gemächlich von der Diät in die Normalität übergehen und dabei noch langsam abnehmen, lohnt es sich durchaus, alle zwei Tage auf die Waage zu steigen. So bekommen Sie ein Gefühl dafür, wie Ihr Körper auf Ihren Speiseplan reagiert. Später werden Sie in der Lage sein, Ihr Gewichtskonto ohne Waage und ohne gravierende Überziehung zu »verwalten«.

Regel Nummer 3: Gleichen Sie aus!

Der Ausgleich, das Ausbalancieren von Soll und Haben, ist Ihr Schlüssel für eine Zukunft ohne Gewichtsprobleme. Über die überschüssigen Pfunde, die Ihnen weitgehend das übermäßige Essen beschert hat, haben Sie sich lange genug den Kopf zerbrochen. Behalten Sie in Zukunft lieber den Ausgleich im Visier: Wenn Sie am Wochenende etwas über die Stränge geschlagen haben, begnügen Sie sich am Sonntagabend mit einer Gemüsebrühe und einem Naturjoghurt (0,1 Prozent Fett). Generell sollten Sie als Faustregel beherzigen: Auf eine schwere Mahlzeit folgt immer eine leichte.

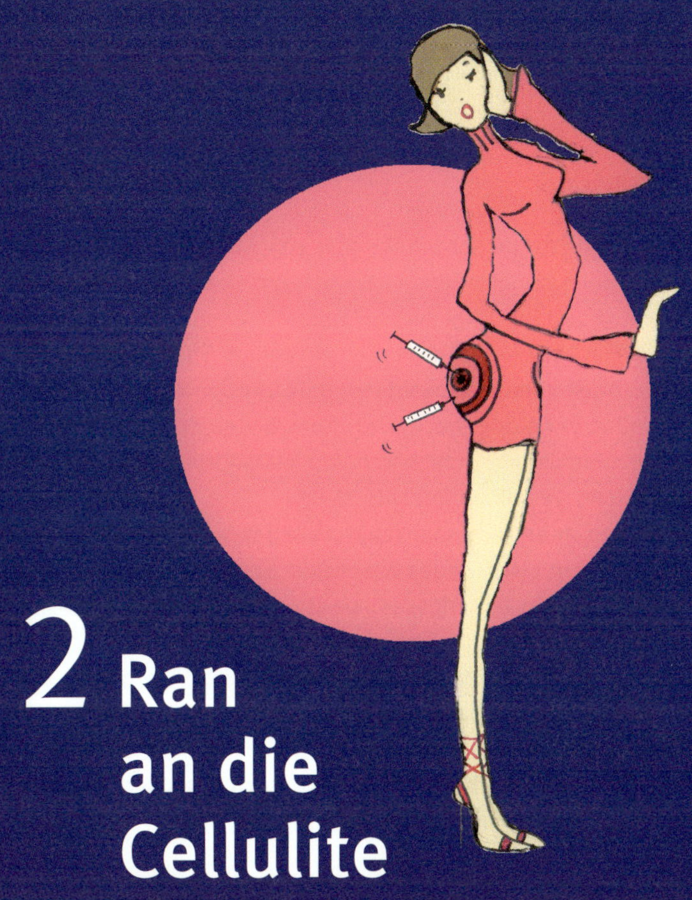

2 Ran an die Cellulite

Strategien gegen unschöne »Dellen«

Cellulite – das Schreckgespenst aller Frauen

Wenn die Pfunde schwinden und das Maßband an den Problemzonen weniger Zentimeter anzeigt, sind Sie auf dem besten Weg zu einer schlankeren Figur. Eine tolle Leistung! Dennoch macht es manchen Frauen gar keinen Spaß, sich im Bikini zu präsentieren, obwohl jeder sie um den Gewichtsverlust von fünf, zehn oder noch mehr Kilos beneidet. Abnehmen alleine führt leider nicht immer zur glamourösen Bikinifigur – vor allem, wenn man älter als 35 ist.

Neben anderen ursächlichen Faktoren können sowohl das Übergewicht als auch das Abspecken Spuren an Hüfte, Po und Oberschenkeln hinterlassen: weiches Bindegewebe, das sich als Cellulite entpuppt. Dem mehr oder weniger von »Noppen« und »Dellen« geprägten Erscheinungsbild verdankt das Schreckgespenst aller Frauen auch den bezeichnenden Namen Orangenhaut. Um der Wahrheit ins Gesicht zu blicken: Diesen »Feind« zu bekämpfen, fällt schwer. Doch alles ist besser, als den Kopf in den Sand zu stecken. Nur Mut, packen Sie's an!

Wie entsteht Cellulite?

Was an der Oberfläche der Haut so uncharmant als Vertiefungen und Wölbungen zum Vorschein kommt, nimmt in der Unterhaut (dem subkutanen Bindegewebe) von Oberschenkeln,

Po und Hüfte seinen Lauf. Eingebettet zwischen senkrecht zur Hautoberfläche verlaufenden Bindegewebsfasern lagern hier Fettzellen. Diese Fettablagerungen sind völlig normal und sogar lebenswichtig. Je nachdem, in welchem Maß sich die Fettzellen vergrößern oder aufblähen und sogenannte Fettläppchen bilden, werden sie zwischen den Gewebssträngen bis in die oberen Hautschichten (die Leder- und Oberhaut) gedrängt – und sind von außen sichtbar. Daher beschreibt manches Medizinlexikon die Cellulite als »Anschwellen oder Aufblähen des subkutanen Bindegewebes«, als »Hervortreten von Fettläppchen der Haut« oder schlicht und einfach als Bindegewebsschwäche. Was so simpel klingt, hat einen komplexen Hintergrund, den Experten vor allem in der speziellen Struktur des weiblichen Bindegewebes sehen. Mit dem Körpergewicht haben diese Vorgänge in unserer Unterhaut häufig, aber keineswegs immer etwas zu tun.

Wen trifft es – und warum?

Es mag nur ein schwacher Trost für Sie sein, aber mit der Cellulite muss sich fast jede Frau auseinandersetzen. Sie tritt bei jungen Frauen genauso auf wie bei Älteren, bei Schlanken wie bei Rundlichen. Selbst bei überschlanken Topmodels hat man sie schon entdeckt. Nichtsdestotrotz gibt es auch weibliche Wesen, die von ihr verschont bleiben.

Hinter der Cellulite steckt ein ganzes Bündel an Ursachen. Bei manchen Frauen handelt es sich um eine erbliche Veranlagung (sehen Sie sich mal die Oberschenkel Ihrer Mutter genauer an!). Eine besonders große Rolle spielen aber auch die hormonellen Gegebenheiten des weiblichen Körpers, die eine Fettspeicherung begünstigten – dazu zählen Menstruation, Schwangerschaft und Menopause.

Ständiger Bewegungsmangel, unausgewogene Ernährung und dauerhafter Stress tragen allerdings ebenfalls dazu bei, dass die Cellulite im Lauf der Zeit an Boden gewinnt: Auf den Oberschenkeln einer Vierzigjährigen, die mit zwanzig noch nicht im Entferntesten an Cellulite dachte, breiten sich die verhassten »Dellen« aus.

Die Cellulite ist ein störrisches Gewebe, das sich Zähmungsversuchen nur zu gerne widersetzt – seien es Diäten, Massagen oder Gymnastik. Trotzdem wäre es falsch, dem »Übel« seinen Lauf zu lassen. Als Begleiterscheinung verliert nicht nur das Bindegewebe an Elastizität, sondern auch die Blut- und Lymphkapillaren werden beeinträchtig, was sich ungünstig auf die Durchblutung des Gewebes und den Abtransport von Abfallstoffen auswirkt. Es lohnt sich also auf jedem Fall, sich mit aller Kraft gegen diese Geißel der Weiblichkeit zur Wehr zu setzen!

Strategien gegen Cellulite

Möglichkeiten, der Cellulite die Stirn zu bieten, bestehen durchaus. Doch machen Sie sich keine Illusionen – keine davon funktioniert »wie von Zauberhand«. Ohne Ihr beharrliches Mitwirken und Ihre Bereitschaft, Anstrengungen auf sich zu nehmen, werden Ihnen Erfolge versagt bleiben. Nähern wir uns der Sache Schritt für Schritt.

Welcher Cellulite-Typ sind Sie?

Wenn Sie Ihren »Alptraum« genauer kennen, können Sie konsequenter dagegen vorgehen. Bei der Analyse des Cellulite-Typs kann Ihnen Ihr Hausarzt, ein Dermatologe oder – je nach Lage der Dinge – auch ein Facharzt für Gefäßerkrankungen helfen. Wenn vom Cellulite-Typ die Rede ist, verstehen die meisten darunter die allgemein bekannte Frage: »Wie sieht die Haut an Oberschenkeln und Po aus: beim Zusammenkneifen der Haut, im Stehen, Sitzen und Liegen?« Das Ergebnis gibt Auskunft über das Maß der Ausprägung der Cellulite. Spezialisten stellen noch weitergehende Betrachtungen an. So unterscheidet z. B. ein in der internationalen Wellness-Szene bekannter Cellulite-Experte, der französische Phlebologe (Venenarzt) Philippe Blanchemaison, ausgehend von den Symptomen folgende drei Typen:

- Cellulite durch Wassereinlagerungen: Die Orangenhaut ist schwach ausgeprägt und besteht meist erst seit kurzer Zeit.

Das Gewebe ist weich – die Betroffene fühlt sich aufgeschwemmt oder aufgedunsen.

- Adipöse Cellulite: Ist verbunden mit der verstärkten Zunahme sowie dem Anwachsen von Fettzellen und somit mit mehr oder weniger starkem Übergewicht. Die Orangenhaut ist deutlich sichtbar. Das Gewebe ist locker und schmerzt in der Regel nicht beim Hineinkneifen. Zu den Begleiterscheinungen zählen schwere Beine.
- Fibröse Cellulite: Die Orangenhaut ist stark ausgeprägt und besteht meist schon sehr lange. Das Gewebe fühlt sich hart, kompakt und knotig an und schmerzt beim Hineinkneifen (in manchem Fällen sogar recht stark).

Ganz abgesehen davon, dass Sie bei Beschwerden auf jeden Fall zum Arzt gehen sollten, lautet für alle Ausprägungen und Typen der Cellulite der Rat: Legen Sie Ihr Augenmerk auf Bewegung und Ernährung. Beide Bereiche bieten viel Potenzial, wenn Sie der Cellulite zu Leibe rücken wollen.

Sorgen Sie für ausreichend körperliche Bewegung!

Haben Sie schon einmal eine Tänzerin oder eine Profi-Schwimmerin mit ausgeprägter Cellulite an den Oberschenkeln gesehen? Sicher nicht. Fazit: Sport hilft gegen Cellulite. Doch einmal in der Woche einige Bahnen im Schwimmbad zu ziehen, ändert die Lage an der Cellulite-Front gewiss nicht radikal. Betrachten Sie es daher unter dem unbestrittenen Aspekt: Bewegungsmangel schadet, körperliche Bewegung hilft. Körperliche Bewegung bildet eine wertvolle und vor allem wichtige Basis für alle Anti-Cellucite-Maßnahmen, über die Sie in diesem Kapitel noch mehr erfahren werden.

Also, auf geht's! Im Alltag das Auto stehen lassen, so viel wie möglich zu Fuß laufen, die Treppe statt den Lift nehmen, auf dem Weg zur Arbeit mit öffentlichen Verkehrsmitteln (wenn möglich) eine Station früher aussteigen und die restliche Strecke zu Fuß zurücklegen. Diese Ratschläge kennen Sie wahrscheinlich schon zur Genüge, doch sie erleichtern den Einstieg in eine sportliche Betätigung. Wenn es Ihnen dann noch gelingt, regelmäßig zwei Stunden in der Woche Sport zu treiben, wird Ihr Körper Ihnen in relativ kurzer Zeit den Unterschied zwischen »Bewegungsmangel« und »ausreichender körperlicher Bewegung« vorführen. Unbequem, aber wahr: Ihr Körper verändert sich nicht über Nacht – versuchen Sie deshalb jetzt und möglichst für alle Zukunft, Freude an körperlicher Bewegung zu finden.

Welche Sportarten eignen sich?

Die Sportart sollte Ihnen Spaß machen, sonst verlieren Sie womöglich schon nach kurzer Zeit die Lust an der Bewegung. Probieren Sie verschiedene Sportarten aus. Aber powern Sie sich nicht total aus! »Regelmäßig mit Gemach« lautet das Rezept – also besser viermal die Woche 30 Minuten als einmal zwei Stunden oder gar Trainingssessions bis zum Umfallen. Sanfte und abwechslungsreiche Workouts sind am sinnvollsten.

Besonders gut ins Anti-Cellulite-Konzept passen Gymnastikübungen, die den Kreislauf fördern, Ihre Gelenke und Bänder schonen und dabei Ihre Muskulatur dehnen und kräftigen. Ein Pilates-Training z. B. eignet sich besser als Aerobic. Gut geeignet sind auch Walking (lassen Sie sich die richtige Technik zeigen), Radfahren, Skilaufen (verbunden mit Skigymnastik) und natürlich Schwimmen.

Im Wasser bewegen Sie sich im schonendsten und effizientesten Anti-Cellulite-Element überhaupt. In vielen Schwimmbädern reicht das Trainingsangebot mittlerweile von variantenreicher Wassergymnastik über Aqua-Walking und Aqua-Jogging bis hin zum Aqua-Cycling (Fahrradfahren unter Wasser).

Falls Sie bereits joggen gehen oder Tennis spielen, machen Sie ruhig weiter. Stellen Sie nur sicher, dass Ihre Lauf- oder Tennisschuhe so gedämpft sind, dass sie den Aufprall bei jedem Schritt gut abfedern.

Essen Sie, was die Cellulite nicht fördert!

Besteht ein Zusammenhang zwischen Ernährung und Cellulite? Ja, die Ernährung ist ein wichtiges Element des »Anti-Cellulite-Pakets«. Sowohl Studien als auch die Praxis belegen: Wenn Betroffene bestimmte Nahrungsmittel meiden, zeigt sich in vielen Fällen die Cellulite an Oberschenkeln und Po bereits nach zwei Monaten in abgeschwächter Form. Um welche Nahrungsmittel es dabei geht, können Sie der nachfolgenden Liste entnehmen.

Kommen Ihnen die aufgeführten Lebensmittel irgendwie bekannt vor? Mit Sicherheit – es sind jene, die Ihnen generell nicht gut tun, wenn sie in großen Mengen und bzw. oder regelmäßig verzehrt werden. So wird Sie die zweite Liste mit den Nahrungsmitteln, die Sie bevorzugt essen sollten, auch nicht sonderlich überraschen. Es sind die Bestandteile einer ausgewogenen Ernährung, die nicht nur Ihrer Figur und Ihrem Körper gut bekommt, sondern auch der Cellulite entgegenwirkt.

Meiden oder nur in geringen Mengen verzehren sollten Sie:

- Frittierte Lebensmittel wie Pommes Frites, paniertes Fleisch oder Gemüse sowie in Fett ausgebackenes Gebäck

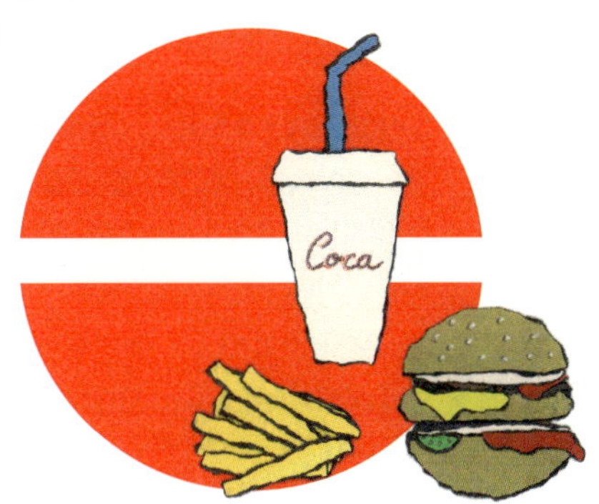

- Fettes Fleisch und Fettränder an magerem Fleisch
- Wurstwaren und Pasteten
- Milchprodukte mit hohem Fettgehalt wie Butter, Käse und Sahne
- Kohlenhydrathaltige Nahrungsmittel, bei denen der Zuckerabbau zu einem raschen Anstieg des Blutzuckerspiegels führt, z. B. Weißbrot, weiße Nudeln, Mehlspeisen
- Fertiggerichte wie industriell vorgefertigte Suppen, Saucen, Pizzas
- Süße Brotaufstriche wie Marmelade, Schokocreme
- Knabberzeug wie Kartoffelchips, Erdnussflips, Salzgebäck
- Süßwaren wie Schokolade, Schokoriegel, Bonbons, Pralinen

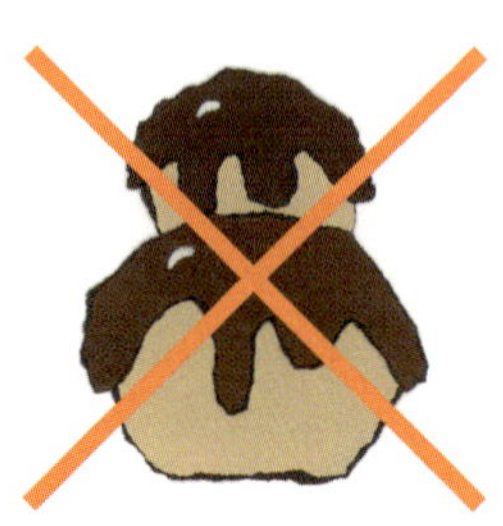

- Süßes Gebäck, z. B. Kuchen, Torten, Plätzchen und Kekse
- Alkohol in jeder Form
- Kaffee und schwarzer Tee
- Zucker- und koffeinhaltige Getränke, wie Colagetränke, Softdrinks, Limonade

Bevorzugen Sie:

- Gemüse und Salat, darunter Blumenkohl, Broccoli, grüne Bohnen, Feldsalat, Kohl, Kresse, Möhren, Mangold, Paprika, Rosenkohl, Rüben, Schwarzwurzeln, Spargel, Spinat
- Hülsenfrüchte wie Linsen, Bohnen, Kichererbsen
- Vollkornprodukte wie Getreideflocken, ungesüßtes Müsli, Vollkornbrot, Reis, Bulgur, Quinoa
- Eier (maximal vier Stück pro Woche)
- Fleisch von Huhn, Pute, Kalb und Kaninchen
- Geflügel- und Kalbsleber
- Fisch, sowohl weißer (fettarmer) als auch fettreicherer Fisch, z. B. Kabeljau, Seelachs, Lachs, Thunfisch, Makrele, Sardinen
- Meeresfrüchte wie Garnelen, Krabben, Tintenfisch, Muscheln, Hummer

- Obst aller Art, aber bevorzugt Beeren- und Zitrusfrüchte, Ananas, Rhabarber, Papaya, Äpfel (mit Schale), Kiwi, Guave, Litschi und (in Maßen) Avocado

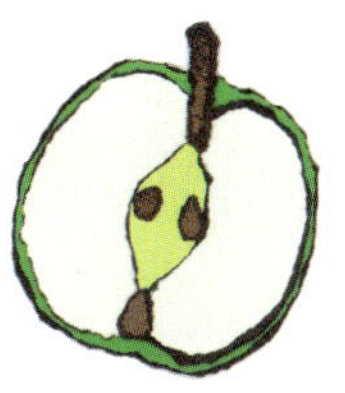

- Traubensaft (ohne Zucker; 100 Milliliter pro Tag)
- Trockenfrüchte wie Dörrpflaumen und Rosinen
- Walnüsse und Mandeln
- Butter (maximal einen Teelöffel pro Tag)
- Oliven-, Raps- und Traubenkernöl (insgesamt einen Esslöffel pro Tag)
- Weizenkeimöl (einen Teelöffel pro Tag)
- Maismehl (besser als Weizenmehl, daher nach Möglichkeit bevorzugt verwenden)
- Honig (nur gelegentlich)

WÜRZTIPP:

Zum Würzen geschmacksintensive Zutaten verwenden, z. B. Knoblauch, Zwiebeln, Schalotten oder Frühlingszwiebeln, frische Kräuter wie Basilikum, Dill, Koriander, Petersilie und Schnittlauch sowie Gewürze wie Kreuzkümmel, Kurkuma, Safran und Zimt.

Gymnastik – pro Figur, contra Cellulite

Keine Lust, keine Zeit und kein Geld fürs Fitnesscenter? Dann trainieren Sie doch einfach zu Hause – das nachfolgende kleine Gymnastikprogramm kostet Sie täglich nur 10 bis 20 Minuten. Es wird die schlaffen Bereiche auf Vordermann bringen!

Wichtig: Übertreiben Sie nicht! Passen Sie das Übungsprogramm Ihrer Kondition an und steigern Sie sich langsam. Bei akuten Rücken- und bzw. oder Knieproblemen fragen Sie vorher Ihren Arzt.

Strafft die Oberschenkel: Beugen und strecken

Aufrecht stehen, die Füße sind hüftbreit auseinander und parallel. Die Arme locker herabhängen lassen, Augen geradeaus. Langsam die Knie beugen, dabei einatmen und die Arme seitwärts heben. So tief in die Knie gehen, dass Ihr Po ungefähr bis auf die Höhe der Knie kommt (Ober- und Unterschenkel bilden einen 80- bis 90-Grad-Winkel). Den Rücken gerade halten. Mit angespannten Gesäßmuskeln langsam in die Ausgangsposition zurückkehren und dabei ausatmen.

Die Übung 20-mal ausführen, eine kurze Pause einlegen, dann weitere 20 Wiederholungen – nach Möglichkeit 80-mal insgesamt.

Fortfahren mit folgender Variante: Aufrecht stehen, die Füße sind etwas weiter als hüftbreit auseinander, Zehenspitzen und Knie zeigen schräg nach außen. Die Hände in die Hüfte stützen und langsam die Knie beugen, dabei einatmen. So tief in die Knie gehen, dass Ihr Po ungefähr bis auf die Höhe der Knie kommt (Ober- und Unterschenkel bilden einen 80- bis 90-Grad-Winkel). Den Rücken gerade halten. Mit angespannten Gesäßmuskeln langsam in die Ausgangsposition zurückkehren und dabei ausatmen.

Die Übung 20-mal ausführen, eine kurze Pause einlegen, dann weitere 20 Wiederholungen – nach Möglichkeit 80-mal insgesamt.

Festigt die Oberschenkelinnenseiten: Kräftiges Beinpressen

Flach auf den Rücken legen, die Beine anwinkeln und einen fußballgroßen Ball zwischen die Knie klemmen. Die Füße flach und fest auf den Boden stellen. Die Arme locker neben den Körper legen. Mit angespannter Bauchmuskulatur die Hüften anheben und den Ball mit den Knien 1 bis 2 Minuten zusammenpressen. Nicht ins Hohlkreuz gehen.

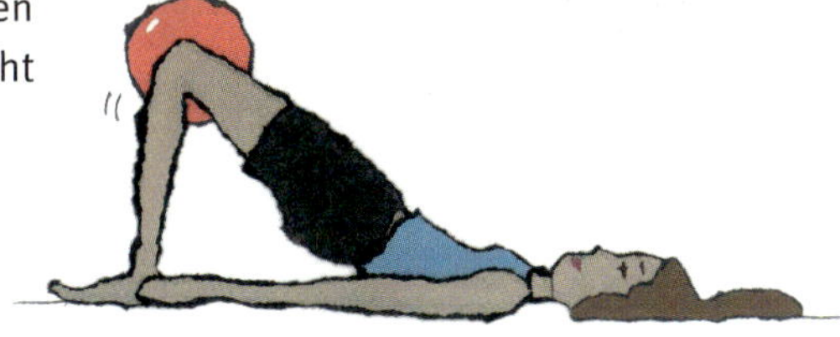

Strafft und glättet die Oberschenkel: Der römische Stuhl

Die Übung ist sehr anstrengend, aber ausgesprochen wirksam. Im Stehen mit dem Rücken an eine Wand lehnen, die Füße sind etwa eine Fußlänge von der Wand entfernt parallel nebeneinander. Die Handflächen locker auf die Oberschenkel legen. Mit geradem, an die Wand gepresstem Rücken so in die Hocke gehen, als ob Sie sich auf einen Stuhl setzen wollten – Ober- und Unterschenkel bilden einen 90-Grad-Winkel. Die Unterarme liegen auf den Oberschenkeln. In dieser Position bleiben. Wie lange? So lange Sie können.

Wahrscheinlich glauben Sie anfangs, es ewig in dieser Position aushalten zu können. Doch spätestens nach 30 Sekunden zwickt und zwackt es dermaßen in Ihren Oberschenkeln, dass Sie Ihren Rücken nur zu gerne wieder nach oben schieben, um ein, zwei Minuten durchzuatmen.

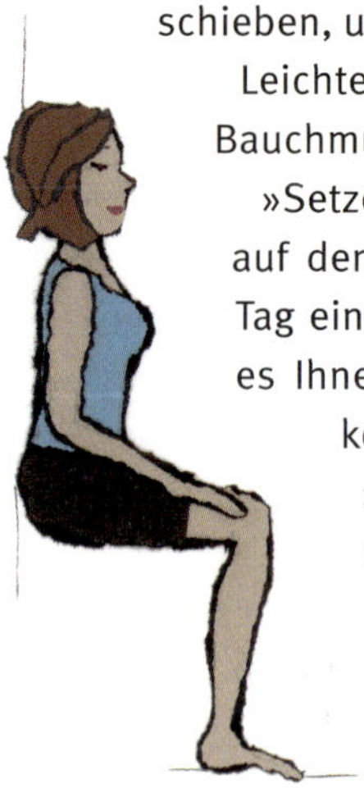

Leichter fällt Ihnen diese Übung, wenn Sie die Bauchmuskulatur so stark wie möglich anspannen. »Setzen« Sie sich täglich 6-mal für 20 Sekunden auf den imaginären Stuhl. Versuchen Sie, jeden Tag eine Sekunde länger auszuharren. So gelingt es Ihnen bestimmt bald, auf 6-mal 1 Minute zu kommen. Wenn es in den Oberschenkeln »brennt«, machen Sie die Übung genau richtig.

Strafft Po und Beine: Ausfallschritt

Mit einem Bein einen größeren Schritt nach vorne machen, sodass der vordere Fuß flach auf dem Boden steht und die Zehenspitzen des hinteren Fußes als Stütze dienen. Einatmen und dabei in die Knie gehen, wobei sich das vordere Knie nicht über die Zehenspitzen hinausschieben darf. Ausatmen und in die Ausgangsposition zurückkehren.

Um das Gleichgewicht zu halten und Zerrungen zu vermeiden, während der ganzen Übung mit gerader Kopfhaltung nach vorne blicken, den Rücken gerade halten (nicht ins Hohlkreuz gehen!) und bei allen Bewegungen die Gesäßmuskulatur anspannen.

Für den Anfang reichen 4 Sätze pro Bein, das heißt hier: 4-mal insgesamt 10 Ausfallschritte. Nach jedem Satz entspannt hinstellen und tief durchatmen! Steigern Sie sich mit der Zeit (langsam!) auf 6 Sätze mit 15 oder 20 Ausfallschritten pro Bein.

Bringt den Blutkreislauf auf Trab: Fußwippen

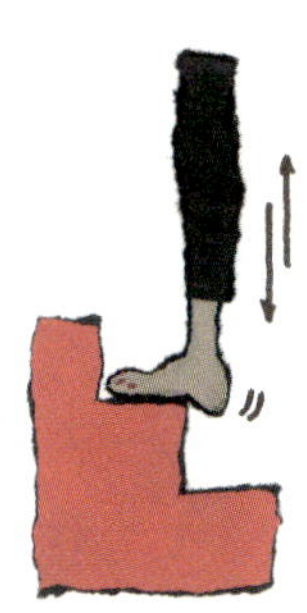

Mit geschlossenen Füßen auf eine Treppenstufe stellen, sodass die Fersen über die Stufe hinaus ins Leere ragen. Auf die Zehenspitzen gehen, dann die Fersen langsam absenken, bis sie etwas tiefer als die Treppenkante stehen. Zur Sicherheit am Treppengeländer festhalten!

Die Übung 2 bis 3 Minuten ausführen – nach Belieben auch länger.

Kontra Cellulite: Gesäßmassage

Mit aufgestellten Füßen und geschlossenen Knien auf einen harten Untergrund setzen. Die Arme nach vorne strecken. Die Beine mit fest geschlossenen Knien erst nach rechts, dann nach links kippen, wobei das Gesäß hin- und herrollt. Sie dürfen aber nicht nach vorne rutschen, was gar nicht so einfach ist.

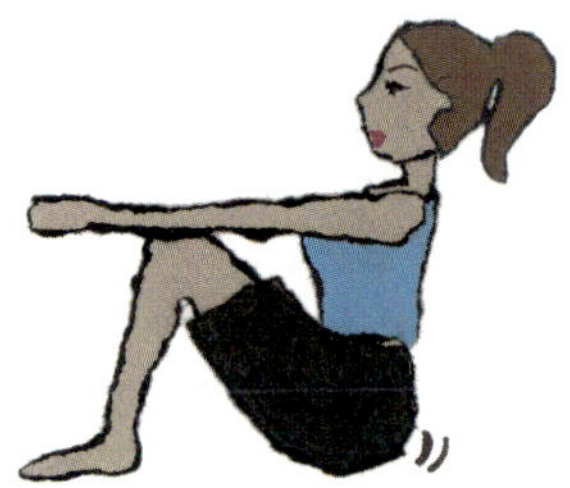

Täglich 16-mal wiederholen, nach dem achtem Mal eine kurze Pause einlegen.

Bei dieser Übung wird der Po tüchtig durchgewalkt, was die Cellulite vertreibt oder – je nach Ausprägung – lindert.

»Cellulite-Killer« der anderen Art

Um es gleich vorneweg zu sagen: Die unterschiedlichsten Behandlungsmethoden gegen Cellulite sprießen wie Pilze aus dem Boden. Ich beschränke mich auf eine kleine Auswahl bewährter Methoden. Da es nie mit einer einzigen Sitzung getan ist, reichen die Kosten von ein paar Hundert bis zu einigen Tausend Euro, die unweigerlich aus der eigenen Tasche zu zahlen sind. Für keine der Methoden lässt sich eine generelle Erfolgsquote angeben, weil es immer auf die Ausgangssituation im Einzelfall ankommt.

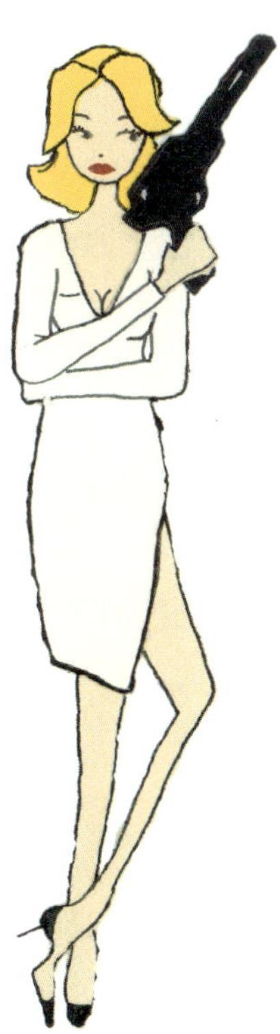

Manche Cellulite-Opfer sind zu allem bereit, um sich der unattraktiven Orangenhaut zu entledigen. So stürzen sie sich blindlings auf alles, was sich rings um das Zauberwort »gegen Cellulite« rankt. Früher oder später rückt auch das Thema Fettabsaugung ins Visier. Die Idee »Fett weg, Cellulite verschwunden« besticht, kann sich aber ganz schnell als Holzweg entpuppen. Erstens ist das Fettabsaugen ein massiver chirurgischer Eingriff mit allen damit verbundenen Gefahren. Zweitens eignet sich die Methode nicht für jede Form der Cellulite. Und nicht zuletzt: Niemand kann Ihnen eine Garantie

Nährstoff-Power gegen Cellulite

Eine ganze Reihe von Nährstoffen unterstützt Sie in Ihrem Kampf gegen die Cellulite. Setzen Sie all jene Nahrungsmittel, die »Anti-Cellulite-Nährstoffe« enthalten, regelmäßig auf Ihren Speiseplan. In Form von isolierten Nahrungsergänzungsmitteln sollten Sie diese »Helfer« aber nur zu sich nehmen, wenn ein eindeutiger Mangel an einem bestimmten Nährstoff vorliegt. Ihr Körper lebt vom Zusammenspiel vieler lebenswichtiger Nährstoffe! Falsche Dosierungen oder einseitige Nährstoffzufuhr bekommen ihm nicht gut.

- **Zink und Selen** zählen zu den Antioxidantien und sind in Fisch und Meeresfrüchten sowie in Hülsenfrüchten enthalten.
- **Jod** ist wichtig für die Schilddrüse, die auch (unter vielem anderen) einen wesentlichen Einfluss auf den Fettstoffwechsel in den Zellen hat. Gute Jodquellen sind Fisch und Meeresfrüchte. Jodmangel kann Fehlfunktionen der Schilddrüse hervorrufen.
- **Vitamin A und C** sind Antioxidantien, die das Kollagen und die Körperzellen schützen. Gute Lieferanten sind Obst, Gemüse und Butter.
- **Vitamin E** schützt Zellen und Gefäßwände. Reich an Vitamin E sind Ölsaaten wie Walnüsse, Haselnüsse und Mandeln, Traubenkernöl, Weizenkeime, Meeresfrüchte sowie Salzwasserfische mit hohem Fettgehalt wie Makrele und Lachs.

- Essenzielle Fettsäuren, wie sie z. B. in Fischölen enthalten sind, schützen die Zellmembran.
- Flavonoide zählen zu den sekundären Pflanzenstoffen und tragen dazu bei, die Elastizität der Blutgefäße zu erhalten. Empfehlenswert als Quellen sind besonders blaue oder rote Beerenfrüchte wie Heidelbeeren, Schwarze Johannisbeeren und Himbeeren.

geben, dass die Fettpölsterchen samt »Dellen« und »Noppen« nicht wieder zurückkehren.

Lohnender sind sanfte Methoden wie Endermologie (ein Tiefenmassageverfahren) und Mesotherapie (eine Kombination aus Neural- und Arzneimitteltherapie). Damit lassen sich zufriedenstellende Ergebnisse erzielen.

Wichtig zu wissen

Viele der modernen Behandlungsmethoden sind – von Fall zu Fall – sehr erfolgreich. Daran sind jedoch Bedingungen geknüpft, vor denen Sie nicht Ihre Augen verschließen sollten, wenn Sie Ihr Geld nicht zum Fenster hinauswerfen wollen.

Es mag Ihnen zwar nicht sonderlich gefallen, aber ohne eine ausgewogene Ernährung (im Bedarfsfall auch eine Gewichtsabnahme) und regelmäßige körperliche Bewegung verpuffen die Behandlungsresultate. Kurz gesagt: Mit Chips & Co. wird Ihr Geld weniger – aber nicht die Cellulite.

Ein kompetenter Therapeut wird Ihnen vor der ersten Sitzung nicht nur die Behandlungsmethode erklären, sondern auch mit Ihnen ein Gespräch über Ihre Ernährungs- und Lebensweise führen. Außerdem wird er Ihnen Fragen zu Ihrem aktuellen Gesundheitszustand und Ihrer Krankheitsgeschichte stellen.

Manche Therapeuten fertigen zu Anfang und im Verlauf der Behandlung Fotos von den zu behandelnden Körperbereichen an, um die Ergebnisse zu dokumentieren.

Knet-Roll-Massage per Hand

Diese Form der Bindegewebsmassage wird auch Palper-Rouler-Technik genannt (von französisch *palper* = kneten und *rouler* = rollen).

Wie funktioniert die Behandlungsmethode?

Der Masseur greift die Haut samt Unterhautgewebe, sodass eine dickere Hautfalte entsteht, die er ein- und ausrollt. So bearbeitet er systematisch die gesamte betroffene Körperpartie.

Wirkung der Behandlung

Die Massage regt die Blutzirkulation und den Lymphfluss an und trägt dazu bei, das Bindegewebe zu straffen und die Haut zu glätten.

Wer führt die Behandlung aus?

Die Behandlung gehört in die Hand von Physiotherapeuten, Krankengymnasten und gut ausgebildeten Masseuren, die berufsspezifische Erfahrung mit der Behandlung von Cellulite haben. Diese Menschen führen die Behandlung in der eigenen Praxis oder auch in Wellness- oder Fitnessstudios aus.

Behandlungsdauer

Nach fünf bis sechs Behandlungen lassen sich erste Resultate erkennen; empfohlen werden zehn bis 15 Sitzungen, verteilt auf fünf bis acht Wochen.

Schmerzfaktor und Risiken

Die Massage ist schonend für das Bindegewebe, aber sie zwickt und zwackt ein wenig und kann kleine Hämatome (blaue Flecken) mit sich bringen, die jedoch schnell wieder abklingen.

Bei gesunden Menschen gilt die Anwendung als unbedenklich. Fragen Sie im Zweifelsfall vorher Ihren Arzt!

Endermologie

Dabei handelt es sich um eine Form von Tiefenmassage bzw. »Hautgymnastik«, die mit einem Gerät, dem Cellu M6® Keymodule, erfolgt. Dieses Modul verfügt über eine individuell dosierbare Saugkraft und zwei einstellbare Rollen.

Wie funktioniert die Behandlungsmethode?

Das Gerät wird über die betroffenen Stellen geführt. Aufgrund seiner Saugkraft bilden sich nacheinander Hautfalten, die durch die gleichmäßigen Bewegungen der Rollen jeweils ein- und ausgerollt werden.

Die einzelne Behandlung dauert etwa 35 Minuten. Zu Beginn schlüpfen Sie in ein spezielles, eng anliegendes Kleidungsstück, das an ein Catsuit erinnert. Diese Bekleidung ermöglicht dem Gerät, Ihre Haut besser zu »greifen«, und schützt Ihre Kapillargefäße. Während der Behandlung liegen Sie (möglichst entspannt) auf einer Massagebank. Der Therapeut führt das Gerät zuerst über die Vorderseite der Oberschenkel, dann über den Bauch. Weiter geht es mit der Rückseite der Oberschenkel, dem Po und den Hüften. Bei Bedarf wird auch der Rücken behandelt.

Wirkung der Behandlung

Ziel der Massage ist es, Gefäßblockaden im Unterhautgewebe zu lösen, die Blutzirkulation und den Lymphfluss anzuregen sowie die Umstrukturierung des Gewebes zu unterstützen. Im Endeffekt erleichtert die Massage den Abbau von übermäßigem Fettgewebe und hilft, das Gewebe zu straffen und die Haut zu glätten. Außerdem fördert sie den Abtransport von Giftstoffen.

Wer sich ausgewogen ernährt, kann recht schnell einen Unterschied erkennen. Manche Frauen fühlen sich schon nach drei oder vier Sitzungen wohler – nicht nur in ihrer Haut, sondern auch in ihrer Kleidung. Das Erscheinungsbild des Körpers verfeinert sich, und die Haut wird glatter. Im Verlauf der endermologischen Behandlung kann sich die Konfektionsgröße um eine ganze Nummer verkleinern, ohne an Gewicht zu verlieren und ohne dass Busen und Po sich nachteilig verändern. Ein großer Vorteil der Endermologie ist die gezielte Verfeinerung der von Cellulite betroffenen Zonen.

Wer führt die Behandlung aus?

Die Behandlung gehört in die Hand von Ärzten, Physiotherapeuten, Krankengymnasten und gut ausgebildeten Masseuren, die Erfahrung mit endermologischen Behandlungen haben. Diese Menschen führen die Behandlung in der eigenen Praxis oder in Wellnesscentern oder Fitnessstudios aus.

Behandlungsdauer

Mindestens zehn Behandlungen mit jeweils zwei Sitzungen pro Woche sind nötig, besser wären 20. Eine Fortführung über längere Zeit mit ein, zwei Anwendungen im Monat lohnt sich in vielen Fällen.

Schmerzfaktor und Risiken

Es zwickt recht heftig, wenn das Gerät zum ersten Mal über die Vorderseite der Oberschenkel läuft. Ein kompetenter Therapeut wird die Intensität der Behandlung individuell abstimmen, um starke Schmerzen zu vermeiden und das Hautgewebe zu schonen.

Die endermologische Behandlung gilt als sicher, da weder chemische Substanzen eingesetzt noch medizinische Eingriffe vorgenommen werden. Es handelt sich dabei lediglich um die Wiederherstellung oder Aktivierung natürlicher Funktionen des Körpers. Wie andere Massageformen auch wirkt sie entspannend und stressreduzierend.

Bei manchen Frauen treten allerdings blaue Flecken und geplatzte Äderchen auf. Andere berichten von einer Erschlaffung der Haut, deren Ursache vermutlich auf die unsachgemäße Handhabung des Geräts zurückgeht.

Fallbeispiel

Coralie, 32 Jahre

Nach der Geburt meines Sohnes fand ich meinen Körper nicht besonders attraktiv. Während der Schwangerschaft hatte ich stark zugenommen. Zurückgeblieben waren einige überflüssige Pfunde und celluliteverdächtige Strukturen auf Oberschenkeln und Po. Um diese »Nachwehen« in den Griff zu bekommen, buchte ich zehn endermologische Behandlungen mit dem Cellu M6® Keymodule.

Am Anfang tat die Kneiferei an den Oberschenkeln ziemlich weh, doch bereits nach wenigen Anwendungen tauchte diese unangenehme Begleiterscheinung nicht mehr auf. Nach acht Sitzungen fühlte ich mich schon sichtlich schlanker und machte tatsächlich eine deutlich bessere Figur in meinen Jeans. Zugegeben, als unterstützende Maßnahme achtete ich auch darauf, was ich so Tag für Tag aß. Schließlich wollte ich die teure Behandlung nicht durch Ernährungssünden torpedieren.

Innerhalb von zwei Monaten nahm ich drei Kilo ab. Bei der Konfektionsgröße rutschte ich eine ganze Größe tiefer, und auch im Badeanzug konnte ich mich nun wieder ohne Komplexe präsentieren.

Einmal in der Woche gönne ich mir weiterhin eine endermologische Sitzung. Für mich ist das Entspannung und Vergnügen zugleich. Angesichts meines nicht sehr prall gefüllten Geldbeutels musste ich allerdings die Faktoren »hohe Kosten für die Sitzungen« und »ausreichende körperliche Bewegung« unter einen Hut bringen. Für ein Fitnesscenter reicht mein Geld nicht auch noch. Meine persönliche Lösung: Rad fahren, Rad fahren und noch mal Rad fahren.

Mesotherapie

Der französische Landarzt Dr. Michel Pistor entwickelte die als Mesotherapie bezeichnete Behandlungsmethode in den 1950er-Jahren.

Wie funktioniert die Behandlungsmethode?

Das Behandlungsprinzip besteht in lokal angewandten Injektionen mit individuell abgestimmten Wirkstoffen in extrem niedriger Dosierung. Inzwischen wird die Mesotherapie in vielen Bereichen der Medizin eingesetzt, z. B. bei Wundheilungs- und Durchblutungsproblemen oder Sportverletzungen. Abhängig von der Diagnose kommen Medikamente (allopathische Mittel aus dem Bereich der Schulmedizin), in der Naturmedizin verwendete Kräuter sowie homöopathische Mittel zum Einsatz.

Die speziell auf die Cellulite ausgerichtete Behandlung nennt sich Mesocellulite. Ziel ist die Regenerierung des Bindegewebes und gezielter Fettabbau. Als Wirkstoffe verwendet werden Koffein, Spurenelemente (Zink, Mangan, Kobalt) und Hyaluronsäure (auch Hyaluronan genannt, die Abkürzung ist HA). Innerhalb des betroffenen Gewebebereichs injizierte der Therapeut mehrere minimale Dosen der ausgesuchten Stoffe direkt unter die Oberhaut (Epidermis).

Wirkung der Behandlung

Die injizierten Stoffe wirken Fett abbauend (lipolytisch). Außerdem regen sie die Mikrozirkulation, also die Durchblutung und den Stoffaustausch in den kleinen Blutgefäßen, an. Damit fördern sie die Umstrukturierung des Bindegewebes.

Wer führt die Behandlung aus?

Ausschließlich in der Mesotherapie ausgebildete Ärzte und Heilpraktiker dürfen die Behandlung ausführen. Eine Suchfunktion auf der Website der Deutschen Gesellschaft für Mesotherapie (DGM) hilft Ihnen bei der Suche nach einem Therapeuten in der Nähe Ihres Wohnortes.

Beratungsgespräch

Vor der ersten Behandlung findet ein ausführliches Beratungsgespräch statt. Dabei klärt der Therapeut Faktoren ab, die in Zusammenhang mit der Auswahl der Mesocellulite-Wirkstoffe stehen. Dazu zählen Fragen nach vorhandenen Allergien oder einer Empfindlichkeit (Intoleranz) gegenüber bestimmten Stoffen wie Gluten oder Laktose. Informieren Sie den Therapeuten bei diesem Gespräch über alles, was Sie einnehmen, seien es Medikamente, Naturheilmittel oder Nahrungsergänzungsmittel. Nur so kann er unerwünschte Wechselwirkungen einschätzen.

Ihr Körper wird in Augenschein genommen, um die Art der Cellulite sowie das Verhältnis von Fett- und Muskelgewebe zu definieren. Die Entscheidung, ob Sie mit den Injektionen sofort beginnen können, liegt beim Therapeuten. Im Fall von Übergewicht hängt sie von dessen Ausmaß ab. Wie viel und warum Sie abnehmen sollten, wird der Therapeut Ihnen erklären.

Behandlungsdauer

Wann sich die Wirkung der Behandlung zeigt, hängt von Ihrem Ausgangszustand ab. In der Regel lassen sich nach fünf oder sechs Anwendungen erste Verbesserungen erkennen. Für ein

Bringen Cellulite-Cremes etwas?

Falls Sie wie so viele Frauen jedes Jahr ziemlich viel Geld für Cremes ausgeben, müssen Sie ja daran glauben. Wenn Sie täglich morgens und abends cremen und eifrig massieren, tut das Ihrer Haut in der Tat gut. Doch so vollmundige Aussagen wie »mit diesen Maßnahmen lässt sich die Cellulite mit durchschlagendem Erfolg behandeln« wird wohl kein Mediziner bekräftigen.

Wenn Sie sich auf tägliches Cremen und Massieren einlassen, sollten Sie auf jeden Fall ein koffeinhaltiges Pflegeprodukt verwenden. Das Koffein trägt bis zu einem gewissen Grad dazu bei, die Fettspeicherung zu hemmen und den Fettabbau sowie die Durchlässigkeit der Kapillaren zu fördern. Eine gute Chance, die Zellen des Fettgewebes zu beeinflussen, bietet ein Gel mit einer Rezeptur, die dem Koffein ermöglicht, sowohl in die Epidermis (Oberhaut) als auch in die Dermis (Lederhaut) einzudringen. Verschiedene derartige Produkte sind auf dem Markt.

Wunder sollten Sie jedoch von keinem Cellulite-Produkt erwarten. Garantiert treten Sie auf der Stelle, wenn Sie die Cremerei nicht durch gesunde Ernährung und sportliche Betätigung unterstützen.

zufriedenstellendes Ergebnis sind im Durchschnitt zehn bis 15 Anwendungen nötig, die kontinuierlich zweimal in der Woche stattfinden sollten.

Schmerzfaktor

Die Behandlung erfolgt ohne Narkose. Manchen Frauen bereitet sie kaum oder keine Schmerzen. Vor allem Frauen mit bereits seit Langem bestehender und stark ausgeprägter Cellulite empfinden die Injektionen jedoch als sehr schmerzhaft, insbesondere zu Beginn der Behandlung. Ob das Auftragen einer Betäubungscreme etwa eine halbe Stunde vor der Behandlung sinnvoll ist, sollte mit dem Therapeuten besprochen werden.

Nebenwirkungen

Die verwendeten Wirkstoffe können allergische Reaktionen hervorrufen. Durch ein sachgerechtes Beratungsgespräch vor Beginn der Behandlung lässt sich dieses Risiko jedoch in der Regel vermeiden.

Als Nebenwirkung treten an den Einstichstellen häufig kleine Hämatome (blaue Flecken) auf, die aber nach einigen Tagen wieder verschwinden. Koffein-Injektionen können Herzklopfen verursachen.

2 Ran an Energie und Vitalität

Geheimnisse des Anti-Agings

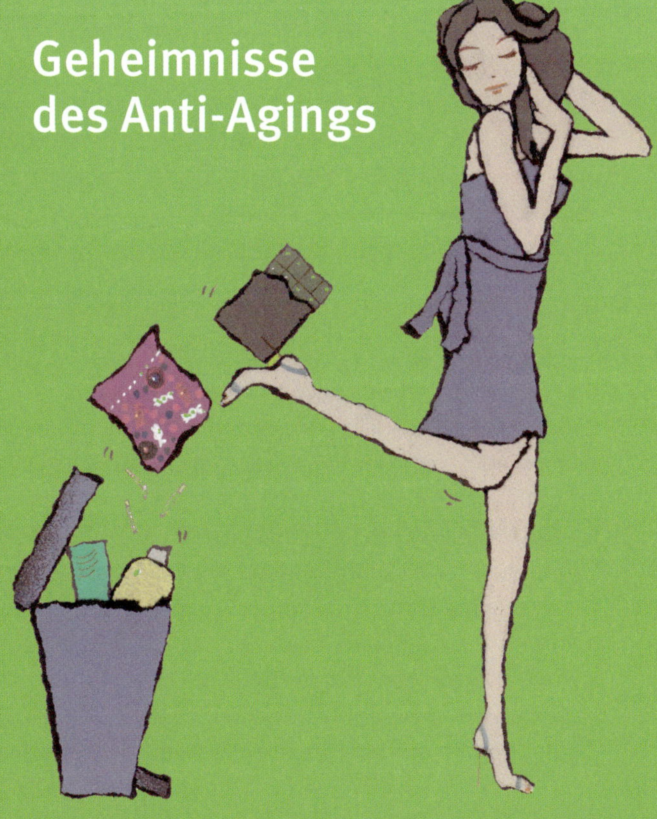

So wie Sie leben, so altern Sie

Auf die Frage »Warum altern wir?« antworten Sie vielleicht: »Ist doch klar, weil die Jahre vergehen.« Richtig. Genauer gesagt sind es die verschiedenen Alterungsprozesse in unserem Körper, die im Lauf der Zeit dessen biologisches Gleichgewicht verändern. Daraus ergibt sich die nächste Frage: »Können wir diese Prozesse beeinflussen und uns die Energie, die wir etwa Mitte zwanzig besaßen, bewahren?« Um darauf die nicht ganz einfachen Antworten zu finden, müssen wir etwas weiter ausholen.

Wie steht's mit Ihrer Lebensweise?

Drücken wir es mal drastisch aus: Jemand frisst wie ein Scheunendrescher, säuft wie ein Loch und raucht wie ein Schlot. Können unter solchen Voraussetzungen beispielsweise Nahrungsergänzungsmittel überhaupt irgendetwas ausrichten? Ja – aber keineswegs als Einzelmaßnahme, sondern nur im Verbund mit einer Kehrtwendung, die Sie machen, indem Sie zur Anti-Aging-Waffe Nummer eins greifen: zur gesunden Lebensweise. Um deren Bedeutung zu demonstrieren, sehen Sie sich die Folgen der negativen Seite der Medaille an.

Stellen Sie sich vor: Sie rauchen jeden Tag eine Schachtel Zigaretten und verbringen Ihre Wochenenden auf dem Sofa vor dem Fernseher. Dabei essen Sie jede Menge Chips und spülen sie mit einigen Gläsern Wein hinunter. Was, glauben Sie, wird im Lauf der Zeit passieren? Ich kann Ihnen prophezeien, dass sich die Alterungsprozesse in Ihrem Körper rasant und sichtbar beschleunigen – von der Verringerung Ihrer Lebenserwartung ganz zu schweigen.

Vielleicht denken Sie nun: »Drei Monate reichen bestimmt nicht aus, um eine Verjüngung zu erzielen.« Stimmt, wenn Sie so weitermachen wie bisher. Stimmt nicht, wenn Sie sich einem Reinigungsprozess unterziehen. Das bedeutet: weniger Alkohol trinken, mehr Obst und Gemüse essen und das Rauchen aufgeben. Die Ergebnisse zeigen sich ziemlich schnell: Sie fühlen sich nicht mehr so schlapp und »eingerostet«, der Teint wird klarer, die Haut ist weniger trocken und faltig.

Ich kann es Ihnen nur ans Herz legen: Machen Sie sich so schnell wie möglich auf den Weg zur Anti-Aging-Lebensweise, die obendrein Ihrer gesamten Gesundheit nützt. Vor allem wer über vierzig ist, sollte das Ruder eilends herumreißen. Die Kernpunkte der Anti-Aging-Lebensweise sind:

- Dem Körper keine Giftstoffe zuführen.
- Gesund und nicht zu viel essen.
- Körperliche Bewegung.
- Sich um die eigene innere Uhr kümmern, die zahlreiche Facetten umfasst.

Finden Sie es zu schwer, das alles zur gleichen Zeit zu bewerkstelligen? Den Weg zum gesunden und nicht zu üppigen Essen hat Ihnen ja bereits das erste Kapitel dieses Buches mit seinen Ernährungstipps geebnet. Welche Hürde erscheint Ihnen am höchsten? Von jetzt auf gleich mit dem Rauchen aufzuhören? Dann nehmen Sie eben erst mal die sportlichen Aktivitäten in Augenschein. Sie wären nicht die Erste, die jenseits der vierzig Spaß am Joggen, Schwimmen oder Radfahren findet und kurz darauf das Rauchen aufgibt. Die Hauptsache ist, es anzupacken. Auf die Plätze, fertig, los!

Weg mit den Giften

Hier geht es nicht um harte Drogen wie Kokain, Heroin oder die sogenannten Partydrogen. Wir sprechen von ganz legalen Suchtmitteln, die für viele Menschen zum Alltag gehören: Zigaretten und Alkohol, die nicht nur die Gesundheit ruinieren, sondern auch die Alterungsprozesse beschleunigen.

Die Zigarette – einer unserer schlimmsten Feinde überhaupt

Eigentlich weiß jeder, welchen Schaden das Rauchen anrichtet. Doch sicherlich ist es sinnvoll, auch eingefleischten Rauchern noch einmal die Folgen drastisch vor Augen zu führen:

Aspekt Gesundheit

- Jeder zweite Gewohnheitsraucher stirbt an den Folgen seiner Sucht.
- Allein aufgrund des Rauchens erreichen Tausende und Abertausende Menschen, darunter eine wachsende Anzahl von Frauen, nicht das 65. Lebensjahr.

- Das Rauchen gehört zu den Hauptursachen von Krebserkrankungen.
- Die mit dem Nikotingenuss verbundene Sterblichkeitsrate (10 bis 12 Prozent der Sterbefälle) liegt genauso hoch wie durch Alkohol, Drogen und Unfälle verursachte Todesfälle.
- Bei Raucherinnen und Rauchern besteht ein hohes Risiko für eine Vielzahl von Krankheiten, die zum größten Teil unheilbar sind. Zu diesen Risikoerkrankungen zählen Krebs (Lunge, Bronchien, Mund-Rachen-Raum, Kehlkopf, Speiseröhre, Harnblase), Herz-Kreislauf-Erkrankungen (Bluthochdruck, Arteriosklerose, koronare Herzerkrankungen, Herzinfarkt, Schlaganfall) sowie chronische Erkrankungen der Atemwege (chronische Bronchitis, Emphysem, chronische obstruktive Bronchopneumopathie).

Aspekt Schönheit

Bei diesem Thema spielen die Alterungsprozesse eine gravierende Rolle. Nikotin richtet Schäden an, die sich mit der Zeit auf das Aussehen niederschlagen. Falls die zuvor geschilderten Gesundheitsrisiken Sie noch nicht genügend motivieren, dem Glimmstängel endgültig adieu zu sagen, gelingt es ja vielleicht mithilfe der folgenden Information.

Nikotin kurbelt die Produktion der freien Radikale in den Zellen massiv an. Wenn Sie bedenken, welche enorme Oxidationskraft diese »radikalen« Moleküle besitzen, erkennen Sie sofort: Das Rauchen greift die Haut massiv an!

In der Tat verengt das Nikotin die Kapillaren, die feinen Blutgefäße der Haut. Nikotin beschleunigt die Zerstörung von Elastin, also jener Eiweißmoleküle, die für die Dehnungsfähigkeit von Blutgefäßen mitverantwortlich sind. Damit geht eine Reduzierung des zellulären Austausches von Sauerstoff und des Abtransports von Abfallstoffen einher. Je mehr man raucht, umso trockener, fahler und fleckiger wird die Haut. Falten stellen sich nicht nur früher, sondern auch in sichtbar höherer Anzahl ein. Starke Raucherinnen haben in der Regel fünfmal mehr Falten als Nichtraucherinnen!

Fazit

Addieren Sie alle Risiken, die sich durch das Rauchen erheblich erhöhen: Krebserkrankungen, Herz-Kreislauf-Erkrankungen, Hormonstörungen (darunter Beeinträchtigung des Östrogenhaushalts), Schwächung des Immunsystems, Schädigung der Haut. Das Risiko, früher oder später zu den Betroffenen zu zählen, erhöht sich bereits um das Doppelte, wenn man weniger als 50 Schachteln Zigaretten pro Jahr raucht. Bei mehr als 50 Schachteln jährlich steigert sich das Gesundheitsrisiko ums Fünffache – und sogar ums Zwölffache für jene Raucher, die sich darüber hinaus zu intensiv der Sonne aussetzen. Nikotin potenziert die fatalen Folgen von »zu viel Sonne« – sei es die vorzeitige Hautalterung, die sich in Form von Falten zeigt, oder, schlimmer noch, die mögliche Bildung von Melanomen (Hautkrebs).

Noch Lust auf eine Zigarette? Ganz gleich, ob Sie die Risiken schrecken oder nicht, eines ist gewiss: Wenn Sie nicht rauchen, sind Sie zu hundert Prozent besser dran!

Alkohol – weniger ist mehr

Verschiedene Studien besagen, dass ein Glas Wein pro Tag das Risiko für Herz-Kreislauf-Erkrankungen und die Alzheimer-Krankheit senken könne. Darüber zu diskutieren, warum und unter welchen Bedingungen dies zutrifft oder auch nicht, würde hier zu weit führen. Wenden wir uns nun der entscheidenden Frage zu: »Was passiert, wenn Alkohol regelmäßig in größeren Mengen oder gar exzessiv konsumiert wird?« Ihren Blick für den Umgang mit Alkohol schärfen vielleicht folgende Fakten:

Aspekt Gesundheit

Offizielle Statistiken dokumentieren die Todesfälle, die mit den Folgen von übermäßigem Alkoholkonsum zusammenhängen. Die Zahlen gehen weit in die Zehntausende – die Dunkelziffer ist extrem hoch. Experten zufolge nimmt der Alkoholkonsum in der Rangliste der »vermeidbaren Todesursachen« den dritten Platz ein. Nebenbei: Auf Platz eins steht das Rauchen, gefolgt von falscher Ernährung und Bewegungsmangel.

Bei rund der Hälfte der »Alkoholtoten« führten Krebserkrankungen (Mund, Kehlkopf, Rachen, Speiseröhre) und Leberzirrhose zum Tod.

Im Durchschnitt erzeugt ein Glas Wein (200 Milliliter) einen Blutalkoholspiegel von knapp 0,2 Promille. Ab 3 Promille riskiert man das Koma, jenseits von 5 Promille den Tod. Die Hauptlast beim Abbau des Alkohols trägt die Leber – durchschnittlich kann sie pro Tag maximal 2,4 Gramm Alkohol pro Liter Blut (2,4 Promille) abbauen. Ein Glas Wein ist schnell getrunken, doch die Leber braucht mindestens 90 Minuten, um den Alkohol zu »beseitigen«.

Noch ein trauriges Zahlenspiel: Rund 10 Prozent der Todesfälle bei Frauen zwischen 45 und 55 Jahren sind mit übermäßigem Alkoholkonsum verbunden (bei Männer sind es 20 Prozent).

Achten Sie darauf, wie viel Alkohol Sie trinken!

Aspekt Schönheit

Alkohol schädigt Leber, Nieren, Herz, Darm und Magen. Zugleich greift er aber auch die Kapillargefäße an, sodass sie an Elastizität verlieren. Als ernsthafte Folge erhöht sich das Schlaganfallrisiko, während sich die möglichen ästhetischen Auswirkungen auf das Aussehen niederschlagen. Häufig fördern die Beeinträchtigungen des haarfeinen Gefäßgespinstes die Entstehung von Couperose, die im Gesicht zu Tage tritt. Was der Volksmund »geplatzte Äderchen« nennt, sind mit bloßem Auge sichtbare erweiterte Kapillargefäße. Bei manchen Alkoholabhängigen zeigen sich diese Gefäßerweiterungen rot leuchtend als »Säufernase« und »Säuferbäckchen«. Allerdings gucken nicht alle Menschen mit einer roten Nase und roten Wangen regelmäßig zu tief ins Glas! Das trifft auch auf die »Kognakaugen« und das aufgedunsene Gesicht zu, die zwar ebenfalls zu den typischen Begleiterscheinungen von übermäßigem Alkoholgenuss zählen, aber auch andere Ursachen haben können. Fakt ist: Übermäßiger Alkoholkonsum schadet Ihrer Gesundheit und Ihrem Aussehen!

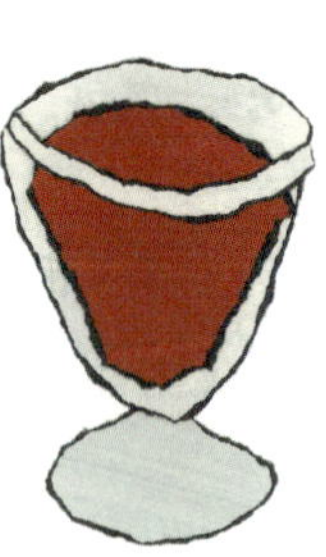

Essen Sie sich jung!

Erscheint Ihnen diese Aufforderung übertrieben? Ist sie aber nicht! Gerade wenn es ums Anti-Aging geht, spielt »Man ist, was man isst« eine besonders große Rolle.

Besser essen, länger leben

Für eine Studie setzten US-amerikanische Wissenschaftler eine Gruppe Mäuse auf Diät und sorgten für ein reichhaltiges Bewegungsprogramm. Eine zweite Mäusegruppe durfte nach Herzenslust futtern und faulenzen. Welche Tiere lebten länger? Natürlich die Mäuse der ersten Gruppe. Sie waren fitter, und bei ihnen traten Krebskrankungen, Diabetes und Arteriosklerose nicht so häufig auf wie bei ihren übergewichtigen, trägen Artgenossen. Und das Tüpfelchen auf dem i: Selbst als diese Tiere alt waren, besaßen sie noch dieselbe Lernfähigkeit wie in jungen Jahren.

Bedeutet das, dass wir nur viel weniger essen müssen, um topfit die Hundert zu erreichen oder sie gar zu überschreiten? Die Überlegungen einiger Wissenschaftler gehen in diese Richtung. Den »Jungbrunnen« sehen sie in einer kalorienarmen Ernährung, die alle wesentlichen Nährstoffe in einem ausgewogenen Verhältnis enthält. Zu dem geforderten Nährstoffpaket zählen Energielieferanten wie Kohlenhydrate und gesunde Fette, Proteine, Vitamine, Mineralstoffe, Spurenelemente, Aminosäuren und vieles mehr. Die These dieser Wissenschaftler lautet: Die richtige Ernährung könnte unsere Lebenserwartung verdoppeln!

Zweifellos lässt sich der Zusammenhang zwischen Ernährung, Krankheitsrisiken und Lebenserwartung nicht vom Tisch fegen. In fernöstlichen Ländern beispielsweise, wo uralte traditionelle Essgewohnheiten den Menschen eine gesunde, maßvolle Ernährung förmlich in die Wiege legen, treten Herz-Kreislauf-Erkrankungen und Krebserkrankungen seltener auf als in den üppig schlemmenden westlichen Wirtschaftsnationen. Entsprechend höher liegt die durchschnittliche Lebens-

Favoriten für die Anti-Aging-Ernährung

Nahrungsmittelgruppe	*Beispiele*
Weißes Fleisch	Huhn, Pute
Weißer Fisch	Kabeljau, Goldbarsch, Schellfisch
Meeresfrüchte	Krabben, Garnelen, Muscheln
Ölhaltiger (fetter) Fisch	Makrelen, Sardinen, Lachs
Vollkornprodukte	Vollkornroggenbrot, Hafer, Hirse, Dinkel, Quinoa, Naturreis
Hülsenfrüchte	Bohnen(kerne), Linsen
Gemüse und Obst	alle Sorten
Algen	Speisealgen wie Nori, Kombu, Wakame

erwartung. Die klassischen Beispiele hierfür sind Japan und einige Regionen in China, wo Reis, Hülsenfrüchte, Gemüse, Obst und Fisch die maßvollen Mahlzeiten bestimmen. Daran orientiert sich auch die in diesem Buch beschriebene kalorienarme Diät. Oder nehmen Sie die Kreta-Diät (auch Mittelmeer-Diät genannt), die seit Langem als »gesunder Schlankmacher und Jungbrunnen« gilt. Auf jeden Fall lohnt es sich, über den Ernährungsaspekt »gesund und mäßig« nachzudenken.

Wichtige Inhaltsstoffe	*Gut für ...*
Proteine	Erhalt der Muskelmasse
Zink, Selen	Abwehr von Freien Radikalen
Zink, Selen	Abwehr von Freien Radikalen
Omega-3-Fettsäuren	Vorbeugung von Herz- und Gefäßerkrankungen
Ballast- und Mineralstoffe, essenzielle Fettsäuren	Darmfunktion und -flora, Blutzucker- und Blutfetthaushalt
Magnesium, Vitamine, pflanzliche Proteine, Ballaststoffe	Vermeidung von Übergewicht, Schönerhaltung von Haut und Haaren
Vitamine, Mineral- und Ballaststoffe	Gesundheit und Aussehen des ganzen Körpers
Phosphor, Jod, Kalium	Haut und Stoffwechsel

Besser essen, länger jung bleiben

Regelmäßig im Übermaß genossen, machen uns bestimmte Nahrungsmittel dick und krank, verstopfen die Arterien und beschleunigen die Alterungsprozesse. Andere Nahrungsmittel dagegen bringen lebenswichtige Stoffe mit sich, die erheblich dazu beitragen – einfach ausgedrückt –, gesund und in Schönheit zu altern.

Sind das etwa keine guten Gründe, zu überlegen, was Sie einkaufen?

Wenig bringt viel

Fangen wir mit den Sachen an, die sich in Ihrer Ernährung so rar wie möglich machen sollten, weil sie konträr zu Ihren Anti-Aging-Wünschen stehen:

- Lebensmittel, die reichlich gesättigte Fette enthalten, z. B. Butter, Sahne, Palm- oder Kokosöl, fettes Fleisch, Wurstwaren und Frittiertes
- Lebensmittel mit hohem Salzgehalt, z. B. Schmelzkäse, Knabber- oder Salzgebäcke wie Kartoffelchips, Erdnussflips oder Cracker, Fastfood, industriell vorgefertigte Gerichte wie Suppen, Nudelgerichte und Ähnliches.

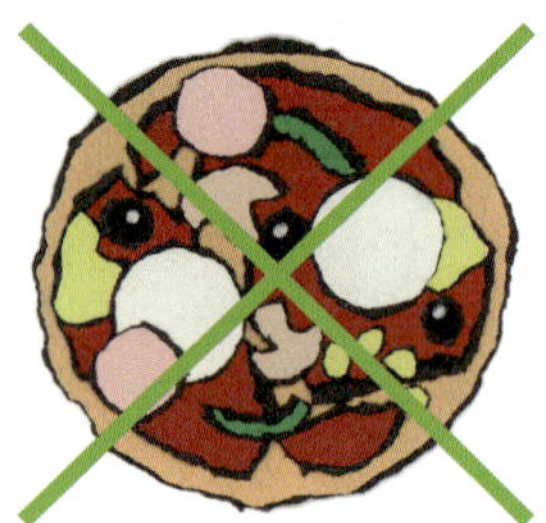

- Süßigkeiten wie Schokolade, Bonbons usw., Gebäck von Kuchen über Torten bis hin zu Keksen bzw. Plätzchen.
- Alkohol, Kaffee, schwarzer Tee, mit Zucker oder anderen Süßungsmitteln gesüßte Erfrischungsgetränke bzw. Softdrinks mit oder ohne Kohlensäure.

Favoriten für die Schönheit und Gesundheit

Nahrungsmittel, die dazu betragen, Sie gesund, fit und voller »junger Energie« halten, gibt es mehr, als Sie denken. Einen Überblick, welche Nahrungsmittel Sie bevorzugen sollten, geben die Tabelle »Favoriten für die Anti-Aging-Ernährung« und die nachfolgenden Ernährungstipps.

- **Gewürze:** Neben frischen Kräutern, die viele wertvolle Nährstoffe enthalten, tragen auch Gewürze zur Qualität Ihrer Anti-Aging-Ernährung bei. Ceylon-Zimt (aus der Rinde des Ceylon-Zimtbaums) beispielsweise punktet mit vielfältigen Tugenden. Bei einer Tagesdosis von einem Gramm kann dieser Zimt Studien zufolge innerhalb von 20 Tagen den Cholesterinwert um 25 Prozent senken. Obendrein bringt er Eigenschaften mit, die das Abnehmen fördern und sich günstig auf die Haut auswirken. Vom gleichen Kaliber sind Gewürznelken, Ingwer, Lorbeer und Safran.
- **Gesundes Speiseöl:** Aus Weizenkeimen, Traubenkernen, Oliven, Mandeln und Nüssen gepresste Speiseöle warten mit beträchtlichen Nutzen auf. Zu verdanken ist das ihrem hohen Gehalt an Vitamin E, einem Antioxidans, das bei der Regeneration der Zellen und dem Schutz ihrer Membrane eine ausschlaggebende Rolle spielt.

- **Polyphenole:** Zu dieser Gruppe der sekundären Pflanzenstoffe gehören auch die Farbstoffe der Pflanzen. Mit den Polyphenolen in blauen und roten Früchten z. B. hält die Natur hochwirksame Antioxidantien, also schlagkräftige Waffen zur Abwehr von freien Radikalen und zum Schutz Ihrer Zellen, bereit. Blau- und Heidelbeeren, Brombeeren, blaue oder blaurote Weintrauben, Himbeeren, Erdbeeren, Preiselbeeren, Kirschen, rote Äpfel und Kakis, aber auch Tomaten und Möhren, sind voll gepackt mit diesen hilfreichen Stoffen. Auch Schokolade enthält wertvolle Polyphenole! Leider gehört diese süße Wohltäterin nicht zu den Schlankmachern. Auf die Menge achten!

Favoriten zum Trinken

Mit zwei Flüssigkeiten tun Sie sich in Sachen Anti-Aging und Gesundheit einen besonderen Gefallen.

- **Wasser:** Sie sollten täglich mindestens anderthalb bis zwei Liter Wasser trinken. Das Wasser hilft Ihrem Organismus, Abfall- und Giftstoffe aus dem Körper abzutransportieren und das Gewebe ausreichend mit Feuchtigkeit zu versorgen.

- **Grüner Tee:** Vier bis sechs Tassen pro Tag bringen Ihnen vielfältigen Nutzen. Dieser Tee hilft im Kampf gegen Übergewicht und gilt als diabetes- und krebsvorbeugend. Wenn Sie eine Prise Ceylon-Zimt hineinrühren, haben Sie einen zusätzlichen Gesundheitskick.

Sport verjüngt!

Unsere moderne Lebensweise mit Büroarbeit, Autofahren, Fernsehen und Computerspielen zwingt bzw. verführt uns dazu, einen Großteil des Tages im Sitzen zu verbringen. Dabei kommt die körperliche Bewegung häufig viel zu kurz. Niemand bezweifelt den gesundheitlichen Nutzen des Sports. Wer sportliche Aktivitäten über viele Jahre vermieden hat, sagt vielleicht: »Ach, das macht doch jetzt sowieso keinen Sinn mehr.« Irrtum – gerade wenn es darum geht, Alterungsprozesse günstig zu beeinflussen, finden Sie im Sport einen der besten Verbündeten überhaupt. Ganz gleich, wie alt Sie sind: Es ist nie zu spät!

Sport macht glücklich!

Niemand will Bewegungsmuffel heute noch mit der alten Leier »Sport ist gut für Körper, Geist und Seele« nerven. An den Fakten, die dahinterstecken, lässt sich jedoch nicht rütteln.

Sport hellt die Stimmung auf

Und zwar in vielerlei Hinsicht. Intensive sportliche Aktivitäten setzen im Körper Endorphine frei, die sich in den letzten Jahrzehnten als Glückshormone einen Namen gemacht haben. Sie rufen eine Art Glückszustand oder Hochgefühl hervor, lindern Ängste und regen das Selbstvertrauen an. Außerdem erhöhen sie die körperliche Wahrnehmung, was z. B. zu einem erfüllteren Liebesleben führen kann. Unseren Geist bringen sie ebenfalls auf Trab, was sich auch günstig auf unsere berufliche Leistung auswirkt.

Sport – ein echtes Anti-Aging-Mittel

Warum legen uns alle Anti-Aging-Experten so eindringlich sportliche Aktivitäten ans Herz? Ganz einfach, weil sie für alles gut sind.

- Unsere Muskeln neigen dazu, im Lauf der Zeit zu erschlaffen und zu schwinden. Sportliche Aktivitäten sorgen dafür, die Muskulatur straff und aufrecht zu erhalten. Damit bewahren Sie sich mehr Kraft und Energie. Außerdem: Je mehr Muskelgewebe vorhanden ist oder sich entwickelt, desto weniger finden Fettzellen einen Platz. Wenn das kein Gewinn ist!

- Unsere Gelenke verschleißen und versteifen mit der Zeit. Sportliche Aktivitäten helfen, sie gelenkig und geschmeidig zu erhalten, was als Vorbeugung gegen Arthrose nicht zu unterschätzen ist.

- Unsere Knochen verlieren ab einem gewissen Alter an Knochendichte. Sportliche Aktivitäten erleichtern es dem Körper, das für den Erhalt der Knochensubstanz so wichtige Kalzium einzulagern, was zur Osteoporosevorbeugung beiträgt. Von dieser Krankheit sind vor allem Frauen, die auf die Wechseljahre zusteuern oder mittendrin sind, stark bedroht.

- An unserem Herzen nagt ebenfalls der Zahn der Zeit. Sportliche Aktivitäten unterstützen unser gesamtes Herz-Kreislauf- und Gefäßsystem. Ein sportlich trainiertes Herz pumpt das Blut besser durch dessen Bahnen, was erheblich zur Vorbeugung von hohem Blutdruck und den damit verbundenen Herz-Kreislauf-Erkrankungen beiträgt.

Fazit: Je besser der Zustand von Muskeln, Gelenken, Knochen, Herz und Gefäßen ist, über umso mehr Kraft und Energie verfügen Sie. Und dies wiederum spiegelt sich in Ihrer Ausstrahlung wider. Sprich: Sie wirken jünger und fitter!

Welche Sportarten bringen Sie auf Trab?

Hier gilt erst einmal alles, was im Kapitel »Strategien gegen Cellulite« zum Thema körperliche Bewegung und Sport zu finden ist. Fachleute, die sich mit der Vorbeugung vorzeitiger Alterungsprozesse beschäftigen, haben noch einige spezielle Empfehlungen auf Lager.

Zur Förderung des Herz-Kreislauf-Systems

- Laufen: Damit ist allerdings kein stundenlanger Schaufensterbummel gemeint, sondern das, was man heute gemeinhin unter Walking versteht.
  Pensum: 4-mal pro Woche jeweils 1 Stunde.
- Cardiotraining: Hierzu zählen das Training auf Ergometer, Laufband und Rudergerät ebenso wie Skigymnastik und Radfahren in flachem Gelände. Cardiotrainingseinheiten beschleunigen den Pulsschlag und die Atmung, belasten aber nicht das Herz, sofern sie korrekt ausgeführt werden. Faustregel: Sie sollten sich während des Trainings noch unterhalten können.
  Pensum: 2- bis 3-mal pro Woche jeweils 45 Minuten.

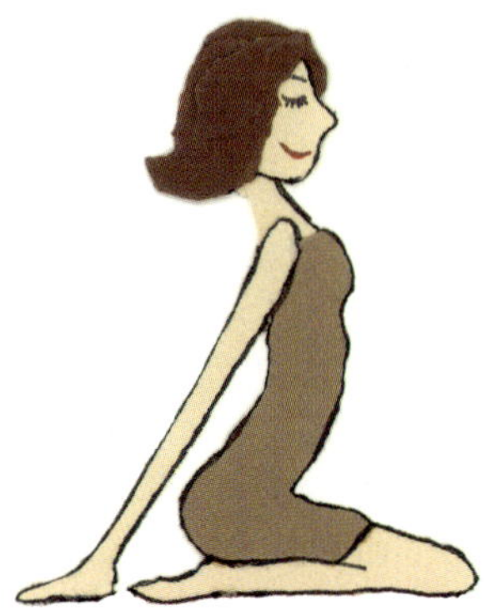

Zur Vorbeugung von Gelenkproblemen

Übungen, wie sie beim Stretching, Pilates-Training oder bei der Aqua-Gymnastik ausgeführt werden, tun sowohl Gelenken als auch der Muskulatur gut. Die Aqua-Gymnastik schont die Gelenke besonders, während die Muskeln in der Tiefe bearbeitet werden.

Pensum: Nach Möglichkeit 2- bis 3-mal pro Woche jeweils 45 Minuten.

Für körperliche Koordination

Ballsportarten, Tennis und Golf fördern das Zusammenspiel von Gliedmaßen und Augen. Ein gutes Koordinationstraining ist Tanzen, das zudem viele Muskeln in Anspruch nimmt und stärkt. Sehen Sie sich nur mal (ehemalige) Ballerinen an, deren perfekte körperliche Koordination bis ins fortgeschrittene Alter erhalten bleibt. So hohe Ansprüche brauchen Sie natürlich nicht zu erfüllen. Wiegen Sie sich einfach nach Lust und Laune im Takt der Musik.

Drei Anti-Age-Übungen für jeden Tag

Für diese drei einfachen Übungen brauchen Sie weder ein spezielles Trainingsoutfit noch viel Zeit. Die Übungen lassen sich gut an Ihre Anti-Cellulite-Gymnastik oder Ihre bevorzugte Sportart anschließen.

Für schlanke Hüften

Hat sich bei Ihnen schon das Hüftgold – sprich: Hüftspeck – angesammelt? Oder wollen Sie Ihre noch schlanke Hüfte behalten? Egal, diese Übung ist in beiden Fällen gut: Ausgestreckt auf den Rücken legen, die Knie anziehen und die Füße überkreuzen. Nun die geschlossenen Knie seitlich bis zum Boden absenken, erst zur einen, dann zur anderen Seite – 2 Minuten lang.

Für straffe Oberarme

Mit dieser Übung geben Sie dem Wackelpudding in den Oberarmen Kontra: Mit einem schweren Gegenstand – einer 1,5-Kilo-Hantel oder einer Wasserflasche – in einer Hand aufrecht hinstellen oder hinsetzen. Den Arm anwinkeln, das Gewicht dicht an Ihrem Ohr vorbei nach oben stemmen, bis der Arm gerade ist. Dann wieder beugen, sodass das Gewicht Ihren Kopf leicht berührt. Arm wieder strecken und anziehen – das Ganze 20-mal, den Arm ausschütteln und die Übung mit dem anderen Arm ausführen.

Für einen lebendigen Blick

Bei jungen Mädchen wirken die Augen lebendig und wendig, während alte Damen mehr oder weniger starr blicken. Warum? Weil auch die Augenmuskeln im Lauf der Zeit ermüden. Eine simple Übung hilft, sich einen »jungen Blick« zu bewahren: Aufrecht auf einen Stuhl setzen und langsam den erhobenen Kopf drehen, als ob Sie etwas über Ihre Schulter hinweg anschauen wollen. Damit zwingen Sie Ihre Augäpfel »mitzuwandern«. Am Anfang kann sich das ein bisschen unangenehm anfühlen. Wenn Sie die Übung jedoch regelmäßig ausführen, werden Ihre Augenmuskeln elastischer – und Ihre Augen bekommen wieder jugendlichen Pep.

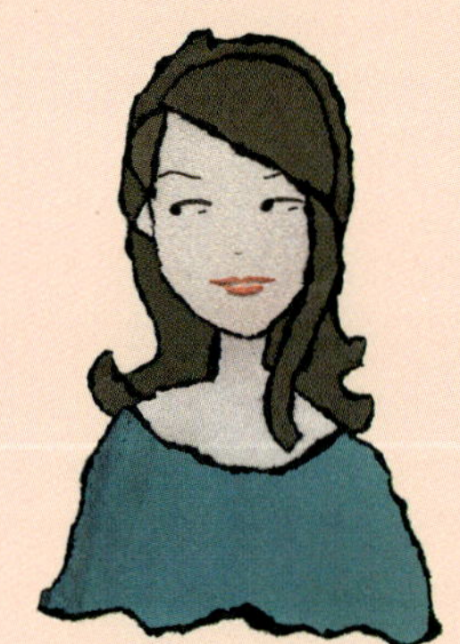

Schicken Sie den Stress zum Teufel!

Stress macht alt, ganz abgesehen von den gesundheitlichen Begleiterscheinungen, die sich mit der Zeit einstellen. Diese reichen von Schlafstörungen, Kopf- und Rückenschmerzen, Verspannungen, Sehnenscheidenentzündungen über Essstörungen und Magen- und Verdauungsbeschwerden bis hin zu schweren Depressionen. Und das Risiko für Herz-Kreislauf-Erkrankungen steigt ebenfalls.

Wenn jemand z. B. nach einem halben Jahr Dauerstress im Büro das Gefühl hat, er sei um zehn Jahre gealtert, ist da viel Wahres dran. So gut wie alle durch Stress verursachten Gesundheitsstörungen lassen uns tatsächlich schneller altern. Keine guten Nachrichten, zumal man sich aus unserem hektischen Leben kaum ausklinken kann. Also Augen zu und durch? Nein, einige wirksame Anti-Stress-Strategien können Sie durchaus in Ihr Leben integrieren. Keine Chance? Versuchen Sie es. Jeder Zentimeter, den Sie vom Stress abrücken, hilft Ihnen, den Schaden zu begrenzen.

Und zum x-ten Mal: Viel Gemüse, Obst und Vollkorn sowie wenig Kaffee, Alkohol und Zigaretten!

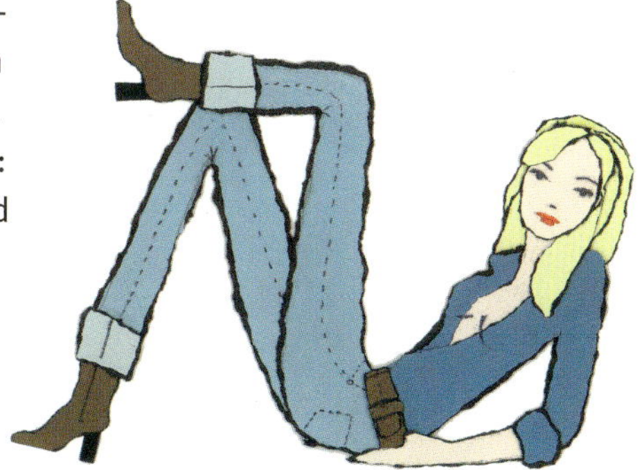

Entspannen Sie sich

Großer Aufschrei! Wie und wann soll das bitteschön funktionieren? Allein schon der Gedanke, auch noch so was wie Yoga oder autogenes Training im Alltag unterbringen zu müssen, bringt Sie an den Rand des Nervenzusammenbruchs. Tief durchatmen, bevor Sie sich empört abwenden – beide Entspannungsmethoden sind nachweisbar wahre Powermittel zum Abbau von Stress.

Kaufen Sie sich wenigstens eine CD mit Meditationsmusik. Unter dem reichhaltigen Angebot finden Sie bestimmt Klänge, die Ihnen gefallen. Hören Sie diese Musik mindestens zweimal pro Woche auf dem Sofa oder im Bett. Sie verführt Sie zum Träumen und versetzt Ihr Gehirn in eine Art Hypnosezustand. So gelangen Sie in einen Zustand der Entspannung, der Ihre Energie wieder auflädt.

Durchschlagende Entspannungseffekte erzielen Sie auch mittels Massagen. Ein-, zweimal im Monat eine Massage kann Spannungen abbauen. Wundern Sie sich nicht, wenn Ihre Emotionen während der Massage außer Kontrolle geraten und Sie losheulen, ohne zu wissen, warum. Das hängt mit dem gewünschten Ziel der Massage, dem Spannungsabbau, zusammen.

Atmen Sie tief

Die Tiefenatmung ist eine Entspannungsübung, die Sie überall machen können – im Sitzen, Stehen, Liegen, im Büro, im Auto, auf der Straße. Probieren Sie es anfangs im Liegen aus, um ein besseres Gespür dafür zu bekommen: Flach auf den Rücken legen und langsam und tief durch die Nase einatmen, dabei in Gedanken bis vier zählen. Wichtig ist, dass die Luft bis tief in den Bauch strömt und Ihren Brustkorb füllt. So »aufgepumpt« erneut bis vier zählen, dann – wieder bis vier zählend – die Luft durch die Lippen ausströmen lassen. »Leer gepumpt« nochmals bis vier zählen. Die Übung mehrere Male in diesem Rhythmus wiederholen.

Schlafen Sie gut

Schlafstörungen können sowohl die Folge als auch der Auslöser von Stress sein. Zusammen mit dem Zahn der Zeit nagen sie an Ihrer Gesundheit, Ihrem Aussehen und Ihrer Energie. Arrangieren Sie sich also besser nicht mit schlaflosen und unruhigen Nächten, sondern gehen Sie das Problem so schnell wie möglich an. Lassen Sie von Ihrem Arzt abklären, ob Ursachen hinter Ihren Schlafschwierigkeiten stecken, die eine medizinische Behandlung erfordern. Auf jeden Fall sollten Sie Ihre Schlafgewohnheiten und Ihr Schlafzimmer unter die Lupe nehmen.

IHR MANTRA:
Weil mich Stress krank macht, sollte ich ihn loswerden, ohne mich zu stressen.

Schlaf-gut-Test

Machen Sie diesen kurzen Test. Alles, was Sie nicht mit »Ja« beantworten können, sollten Sie ändern bzw. verbessern. Einige Tipps bekommen Sie dabei gleich mitgeliefert.

Mein Schlafzimmer ist ...

... staubfrei.

... gut gelüftet.

... nicht zu warm (maximal 18 °C).

... ruhig (kein Straßenlärm, kein Radio oder Fernseher).

Ich habe ein Bett mit ...

... einer hochwertigen Matratze.

... Bettzeug, das sich bequem reinigen oder waschen lässt, damit es immer frisch riecht.

... mit Decken und Bezügen, die zur Jahreszeit bzw. Außentemperatur passen.

Ich gehe nicht ins Bett ...

... mit vollem Bauch (zwischen Abendessen und Zubettgehen sollten mindestens zwei Stunden liegen).

... direkt nach dem Sport (danach eine Stunde entspannen, z. B. mit einem Spaziergang und ruhiger Musik).

... direkt nach einer spannenden, emotional bewegenden Fernsehsendung (danach eine Stunde etwas Beruhigendes tun, damit Sie nicht die Spannung und die hochgekochten Emotionen mit ins Bett nehmen).

... mit verschwitztem, heißem Körper (zum Abkühlen lauwarm duschen, besonders wichtig an heißen Sommertagen, an denen die Hitze bei fast jedem den Schlaf stört).

Ich vermeide den Schlaf störende Stressfaktoren, indem ich meinen Abend …

… nicht an Leute verschwende, die mich anöden.
… nicht ausschließlich vor dem Fernseher zubringe.
… mit Nikotin und Alkohol fülle.
… nicht mit problemgeladenen Gesprächen belaste.

Nach dem Lichtausknipsen

Falls Sie etwa 15 Minuten nach dem Lichtlöschen noch nicht eingeschlafen sind, stehen Sie wieder auf. Mit unruhigem Hin- und Herwälzen schaukeln Sie sich nur hoch – und die Chance einzuschlafen, sinkt mit jeder Minute. Trinken Sie einen Kräutertee und beschäftigen Sie sich mit irgendetwas, bis die Müdigkeit Sie einlullt. Das Warten auf den Schlaf sollte natürlich nicht tagtäglich ewig lange dauern, sonst summiert sich Ihr Schlafdefizit rasant. Entstressende, schlaffördernde Maßnahmen sind dann dringend nötig.

Wenn Sie es alleine nicht bewältigen

Den Teufelskreis Stress – Schlafstörungen – Stress zu durchbrechen, ist nicht einfach. Manche fühlen sich durch die Maßnahmen gegen Schlafstörungen noch mehr gestresst. Kein Wunder: Stress kann Menschen quasi mit Haut und Haaren auffressen, sodass sie nicht mehr alleine aus der Falle herauskommen. Trifft das auf Sie zu, scheuen Sie sich nicht, psychotherapeutische Hilfe in Anspruch zu nehmen.

Was bringt die Anti-Aging-Medizin?

Anti-Aging-Medizin? Noch nie gehört! Das mag sein, aber Sie haben garantiert schon viel darüber gelesen. In diesem Buch! Ausgewogene Ernährung, körperliche Bewegung und ein gesunder Lebensstil (nicht rauchen, Stress abbauen) gehören zu den tragenden Säulen der Anti-Aging-Medizin. Seit mehr als 30 Jahren laufen weltweit Forschungen in diesem Bereich der Medizin. Auf den ersten Blick scheint es hauptsächlich ums »Jungbleiben« zu gehen. Doch genau genommen hat es sich die Anti-Aging-Medizin auf die Fahne geschrieben, so lange wie möglich das biologische Gleichgewicht unseres Organismus aufrechtzuerhalten, um altersbedingten Krankheitsrisiken wie Diabetes und Herz-Kreislauf-Erkrankungen vorzubeugen. Der Verjüngungseffekt stellt sich fast automatisch ein, denn Gesundheit, Vitalität und Fitness wirken sich günstig auf das gesamte Erscheinungsbild aus.

Was lässt uns altern?

Der Blick der Anti-Aging-Experten dringt noch weitaus tiefer in unseren Organismus ein. Neben all den facettenreichen Nährstoffen, die wir aus der Nahrung schöpfen oder der Körper selbst herstellt, beherrschen Hormone ein Leben lang unseren Körperhaushalt. Sie werden von Drüsen abgesondert, z. B. von:

- den Keimdrüsen, den Eierstöcken bei den Frauen und den Hoden bei den Männern, die für Östrogene bzw. Testosteron verantwortlich sind.
- der Nebenniere, die nicht nur an unserem Wasser-, Mineralstoff- und Zuckerhaushalt beteiligt ist, sondern auch das Prohormon DHEA (Dehydroepiandrosteron) herstellt, das die Produktion der Sexualhormone steuert.
- der Bauchspeicheldrüse, die Blutzuckerspiegel und Verdauungsprozesse reguliert.
- der Schilddrüse, die mit dem von ihr produzierten Hormon Thyroxin eine wichtige Rolle in unserem Energiestoffwechsel spielt.
- der Hirnanhangdrüse (Hypophyse), die als Hormonsteuerzentrale dient.
- der Zirbeldrüse im Gehirn (Epiphyse), die mit dem Hormon Melatonin unseren Schlaf-Wach-Rhythmus dirigiert.

Wie alt sind Sie wirklich?

43 Jahre – oder was auch immer Sie sagen – sagt im Grunde genommen gar nichts. Nimmt ein Spezialist Sie unter die Lupe und betrachtet den Zustand Ihres Herzens, Ihrer Arterien, Ihrer Lungen und Ihres Gehirns, wird er Ihnen Ihr wahres Alter verraten: das biologische Alter, das die Gesundheit von Körper und Geist beschreibt. Danach können Sie jünger sein, als in Ihrem Geburtsschein steht, aber auch um einiges älter.

Dieses Hormongemenge führt seine Aufgaben im Lauf der Zeit immer weniger gut aus. Nach dem Überschreiten des 40. Lebensjahres beginnt die Hormonproduktion zu erlahmen, was ein ganzes Bündel Begleiterscheinungen mit sich bringt, wie das Nachlassen der Gebärfähigkeit, die Tendenz zur Gewichtszunahme, das erhöhte Risiko für Krebs und Herz-Kreislauf-Erkrankungen und Schwächen in der Gehirnleistung. Das nennt sich – kurz und knapp – Alterung.

Eine Pille – und alles bleibt jung?

Eine Reihe von Forschern kam auf die Idee, die Zufuhr von Hormonen und anderen Stoffen müsste doch der zunehmenden Faulheit unseres Organismus auf die Sprünge helfen. Die Anti-Aging-Medizin war geboren!

Soll jetzt etwa jeder, der gerade 40 Kerzen auf seinem Geburtstagskuchen ausgeblasen hat, Hormone und obendrein Nahrungsergänzungsmittel schlucken? Bloß nicht! Und schon gar nicht auf eigene Faust. Ein abschreckendes Beispiel ist DHEA, das fast an jeder Ecke als Anti-Aging-Wundermittel propagiert wird. Dieses Prohormon ist alles andere als harmlos. Unkontrolliert eingenommen greift es auf gefährliche Weise in den Hormonhaushalt ein.

Wann, wie, welche und ob überhaupt eine Zufuhr irgendwelcher Stoffe für Sie in Betracht kommt, erfordert eingehende Untersuchungen. Sie umfassen Ihren Körper, seine Funktionen und alle möglichen Stoffe, die in ihm im Umlauf sind.

Erst die Analysen, dann die Lösung

Ein Arzt, der aufgrund seiner Aus- und Fortbildung etwas von der Anti-Aging-Medizin versteht, kann Ihnen am schnellsten ein aussagekräftiges Bild über Ihr biologisches Alter verschaffen und Sie beraten, was Sie in Sachen Anti-Aging (und Gesunderhaltung!) tun können – oder lassen sollten. Bei der Arztsuche hilft z. B. die Gesellschaft für Prävention und Anti-Aging-Medizin (Suchfunktion im Internet unter www.gsaam.de).

Richten Sie sich auf einigen zeitlichen und finanziellen Aufwand ein. Welche Kosten aus eigener Tasche zu zahlen sind, sollten Sie vor Beginn der Untersuchungen abklären – und bevor Sie irgendwelche Mittel kaufen, die Ihnen persönlich nichts nützen oder schlimmstenfalls sogar schaden.

Schritt 1: Befragung

Der Arzt befragt Sie zu Ihrer vergangenen und jetzigen Lebensweise: Alkohol- und Nikotinkonsum, Ernährung, sportliche Aktivitäten, Sonnenbäder. Ihre früheren und bestehenden Krankheiten interessieren ihn genauso wie bestimmte Erkrankungen oder Allergien innerhalb Ihrer Familie. Auch wenn Sie sich vielleicht wie in einem Verhör vorkommen: Antworten Sie so ehrlich und so präzise wie möglich auf die Fragen des Arztes.

Schritt 2: Check-up von Kopf bis Fuß

Im zweiten Schritt untersucht der Arzt Sie. Dazu zählen folgende Maßnahmen:

- Ermittlung des Prozentsatzes des Anteils an Wasser, Fett- und Muskelmasse des Körpers (Impedanzmessung)
- Messung der körperlichen Kraft mithilfe eines Dynamometers
- Ermittlung des körperlichen und geistigen Reaktionsvermögens
- Ein Lungenfunktionstest mit Messung des Lungenvolumens und des Atemwiderstands
- Überprüfung der Herz-Kreislauf-Funktionen
- Eine neuropsychologische Bilanz, bei der es um das zentrale Nervensystem und seine Auswirkungen auf körperliche Prozesse geht

Schritt 3: Eine biologische Bilanz

Hierbei wird Ihr Inneres nach außen gekehrt, sprich: Tests ermitteln, wie es um bestimmte Stoffe in Ihrem Körper bestellt ist.

Nährstoffspiegel

Der Nährstoffspiegel gibt Auskunft über den Prozentsatz von Vitaminen, Mineralstoffen und Spurenelementen in Ihrem Blut. Diese Nährstoffe beschützen unseren Körper vor den freien Radikalen, die viel Schaden anrichten können. Ungesunde Ernährung, Umweltverschmutzung und mit der Zeit erlahmende Körperfunktionen führen zu Nährstoffdefiziten, die diesen Radikalen Tür und Tor öffnen. Sie nehmen überhand, wodurch sie den Körper in eine Stoffwechselsituation versetzen, die sich oxidativer Stress nennt. Und mit dem ist nicht zu spaßen – er fördert nicht nur die Alterungsprozesse, sondern auch das Entstehen von schwerwiegenden Krankheiten wie Herz-Kreislauf-Erkrankungen und Krebs.

Die Idee der Anti-Aging-Medizin besteht darin, Defizite durch Nahrungsergänzungsmittel gezielt und genau auf die Person abgestimmt auszugleichen. Wer jetzt Morgenluft für Sünden bei Ernährung, Bewegung und Lebensstil wittert, denkt in die falsche Richtung. Die Betonung liegt auf Ergänzung – sofern sie tatsächlich notwendig ist!

Fettsäurespiegel

Unser Körper kann die essenziellen Fettsäuren Omega 3 und Omega 6 nicht selbst herstellen. Da sie lebensnotwendig sind, müssen wir sie über die Nahrung zuführen. Omega-3-Fettsäuren spielen bei der Vorbeugung von Herz-Kreislauf-Erkrankungen eine wichtige Rolle. Omega-6-Fettsäuren wirken sich günstig auf den Cholesterinspiegel aus, indem sie dazu beitragen, das »schlechte« Cholesterin (LDL) zu verringern. Bei der Regulierung des Fettsäurespiegels stehen Ernährungsempfehlungen an erster Stelle.

Zur Erinnerung:

Reich an Omega-3-Fettsäuren sind Rapsöl, Nussöle und fettreiche Fische wie Sardinen, Thunfisch, Makrele oder Lachs. Einen hohen Gehalt an Omega-6-Fettsäuren haben Sonnenblumenöl, Haselnüsse, Erdnüsse, Mandeln und Mais.

Unverträgliche Nahrungsmittel

Bei Menschen, die unter einer Nahrungsmittelunverträglichkeit (auch Nahrungsmittelintoleranz genannt) leiden, kann der Körper bestimmte Nahrungsmittel nicht verarbeiten. Infolgedessen reagiert er mit verschiedenen Symptomen, z. B. Müdigkeit, Übelkeit, Durchfall oder Hautreizungen. Im Unterschied zur Nahrungsmittelintoleranz ist bei einer »echten« Nahrungsmittelallergie das Immunsystem (Antikörper vom Typ IgE) beteiligt.

Wer denkt schon daran, dass ihm ganz normale Lebensmittel wie Milch, Eier, Erdnüsse, Meeresfrüchte wie Muscheln und Garnelen, Sojaprodukte oder Getreide schaden können? Paradoxerweise üben gerade diese »Unruhestifter« eine besondere Anziehungskraft auf die Betroffenen aus. Das hängt mit den Endorphinen zusammen, die der Körper als Abwehrreaktion ausschüttet.

Nicht immer einfach gestaltet sich die Suche nach den Auslösern. Doch angesichts der Begleiterscheinungen und der möglichen schwerwiegenden Folgen, die der Verzehr unverträglicher Nahrungsmittel längerfristig mit sich bringt, ist sie der Mühe wert. Z. B. kann eine chronische Darmentzündung entstehen, bei der ständig kleine Giftstoffmengen im Organismus zurückbleiben. So wiederholt sich Tag für Tag eine Art Mikrovergiftung, die anderen Entzündungen und Autoimmunerkrankungen den Weg ebnet.

Hormonspiegel

Einiges haben Sie ja schon über Hormone erfahren (siehe »Was lässt uns altern?«, Seite 212). Wie bereits erwähnt, schwinden ab dem 40. Lebensjahr manche Hormone. Welche und in welchem Maß, hängt vom Individuum, vom Alter und Geschlecht ab. Die Einnahme von Hormonen ist nie harmlos (siehe nachfolgenden Abschnitt »Schritt 4: Verschreibung«).

In Sachen Anti-Aging konzentriert sich der Blick vor allem auf folgende Hormone:

- DHEA (Dehydroepiandrosteron) unterstützt die Gehirnfunktionen, die Libido, die Vitalität und beugt der Alterung der Haut vor.
- Melatonin ist für den Schlaf-Wach-Rhythmus verantwortlich, regt die Produktion der Wachstumshormone an und gilt als Antioxidans, also als Fänger freier Radikale.
- Pregnenolon (wie DHEA ein sogenanntes Prohormon) stimuliert die Gedächtnisleistung.
- Östrogene und Progesteron (Gelbkörperhormon) sind die wichtigsten weiblichen Sexualhormone. Bis zur Menopause regulieren sie den weiblichen Zyklus inklusive der Gebärfähigkeit. Bei Frauen, die sich einer Hormonersatztherapie unterziehen, hat man eine bessere Feuchtigkeitsversorgung und größere Festigkeit der Haut beobachtet – wissenschaftlich bewiesen ist das jedoch nicht.

Schritt 4: Verschreibung

Zückt der Arzt jetzt den Rezeptblock und schreibt alles auf, was Sie jung hält oder jünger macht? Her mit den Vitaminen, Mineralstoffen und Hormonen? Nichts da, so läuft das nicht. Der Arzt führt die sorgfältigen Untersuchungen ja durch, um zu beurteilen, ob, welche und vor allem in welcher Dosierung Ergänzungsmittel für Sie persönlich nützlich sind und nicht womöglich kontraproduktiv wirken. Auch wenn Ihnen das vielleicht überhaupt nicht gefällt, könnte die Verschreibung lauten: gesündere Ernährung, mehr Bewegung, das Rauchen aufgeben.

»Wozu brauche ich Rezepte und Dosierungsvorschriften, das suche ich mir alles selber aus«, sagen sich manche. In Zeiten des Internets ist alles erhältlich, auch das verschreibungspflichtige (!) DHEA. Doch bei allen Hormonen und Prohormonen bewegen Sie sich auf einem gefährlichen Pflaster. Auch wenn die »Auffrischung des Hormonhaushaltes« als Jungbrunnen lauthals bejubelt und beworben wird, gehört jegliche Hormonbehandlung in die Hand eines Arztes!

Ziehen wir nochmals DHEA als Beispiel heran: DHEA baut im weiblichen Körper Östrogene auf – das bedeutet, bei Frauen, die in den Wechseljahren eine Hormonersatztherapie machen, summieren sich diese Hormone unberechenbar. Jeder Arzt, den Sie fragen, wird Ihnen in diesem Fall die Einnahme von DHEA untersagen, ebenso bei in der Familie jetzt oder früher vorkommenden Krebserkrankungen (allen voran Brustkrebs). Die Einnahme von DHEA kann die Entstehung von Krebszellen anregen oder fördern.

Machen Sie sich jetzt allerdings keine unnötigen Sorgen, sondern seien Sie sich einfach nur der Verantwortung bewusst, die Sie sich selbst gegenüber haben.

Was bringen Nahrungsergänzungsmittel?

In den Regalen von Apotheken, Reformhäusern, Drogerien und Supermärkten stapeln sich die Nahrungsergänzungsmittel – seien es Vitamine, Mineralstoffe, Spurenelemente oder Mischungen aus allen drei Gruppen. Und kaum etwas wirkt verkaufsfördernder als der Begriff Anti-Aging. Tatsächlich sind gewisse Nahrungsergänzungen im Rahmen der Vorbeugung gegen die Alterung sehr nützlich.

Also, auf zum Großeinkauf? Langsam, langsam, auch hier ist das »Gewusst wie« entscheidend.

Nahrungsergänzung mit Augenmaß

Weltweit finden Langzeitstudien statt, in denen getestet wird, wie sich eine zusätzliche Zufuhr von Vitaminen und anderen Antioxidantien auf die Vorbeugung von Krebserkrankungen und Herz-Kreislauf-Krankheiten auswirkt.

Dieses Ziel verfolgte auch die 1994 von staatlicher Seite in Gang gesetzte französische Studie SU.Vi.Max. (Supplémentation en vitamines et minéraux antioxydants). 13 000 Testpersonen wurden über einen Zeitraum von zehn Jahren kontinuierlich beobachtet. Die Testpersonen nahmen täglich folgende Nahrungsergänzungsmittel ein:

6 Milligramm Beta-Carotin
120 Milligramm Vitamin C
30 Milligramm Vitamin E
100 Mikrogramm Selen
20 Milligramm Zink

Die Auswertung ergab: Nur die männlichen Teilnehmer profitierten von den Nahrungsergänzungen, den Frauen brachten sie keinen zusätzlichen Nutzen. Warum? Ganz einfach – weil sich die Teilnehmerinnen über die Jahre hinweg ausgewogen ernährten.

Welche Lehre lässt sich daraus ziehen? Kein Übermaß an »Pillen«, denn viel hilft nicht automatisch viel.

Faustregeln für die Nahrungsergänzung

Nahrungsergänzungsmittel sind unnötig, wenn Sie sich langfristig ausgewogen ernähren – möglichst mit Biokost: viel Obst und Gemüse (fünf Portionen täglich), regelmäßig Vollkornprodukte, Hülsenfrüchte, Eier, Fisch und mageres Geflügelfleisch. Bei solch einer Ernährungsweise nehmen Sie genügend Vitamine, Mineralstoffe, Spurenelemente und sekundäre Pflanzenstoffe zu sich, um den Alterungsprozessen ein Schnippchen zu schlagen.

Sinnvoll sind Nahrungsergänzungsmittel, wenn Ihnen die Zeit oder das Geld fehlt, sich mit Biokost ausgewogen zu ernähren oder Sie ungesunden Essgewohnheiten frönen, also kein oder wenig Obst und Gemüse essen, Ihr Mittagessen meistens mit Fastfood bestreiten und für Ihr Abendessen überwiegend Industrieprodukte wie Fertiggerichte und Konserven verwenden. Bei solch einer Ernährung helfen Nahrungsergänzungsmittel, die Abwehr gegen die Alterungsbeschleuniger (die freien Radikale) zu stärken.

Nahrungsergänzungen fürs Anti-Aging

Wenn Sie glauben, die eine oder andere Nahrungsergänzung würde Ihnen gut tun, sprechen Sie mit Ihrem Arzt darüber. Er kann es am besten beurteilen oder feststellen, was zu Ihrer aktuellen Situation passt. Das soll Sie aber nicht daran hindern, sich schon vorher schlau zu machen. Dazu dient der nachfolgende Überblick.

Grünes Licht

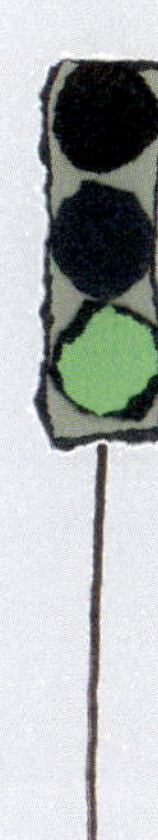

Hier geht es um Nahrungsergänzungen, die nützlich und eine Überlegung wert sind.

Nährstoff-Cocktail

Er umfasst die Vitamine C und E sowie den Vitamin-B-Komplex, außerdem Beta-Carotin, Zink und Selen. In Zusammensetzung und Dosierung lehnt er sich an die Mischung an, die in der vorher genannten Studie Anwendung fand.

- Vitamine: Einige Vitamine lassen sich nur schwer in ausreichender Menge über die Nahrung zuführen. Dazu gehört Vitamin E, das bei der Vorbeugung von Alterungsprozessen und Krebserkrankungen sowie bei Heilungsvorgängen eine Rolle spielt. Um eine Dosis von 30 Milligramm zu erreichen, müsste man täglich drei Kilogramm Obst und Gemüse essen. Die Kombination von Vitamin E und C potenziert den Anti-Aging-Effekt.
- Selen: Täglich mehr als zehn Kilogramm Obst und Gemüse wären nötig, um die in der Studie eingesetzten 100 Mikrogramm Selen zuzuführen. Dieses Spurenelement ist wert-

voll, weil es die Oxidation der Fettsäuren senkt, die gegen Alterung ankämpfen. Es darf jedoch nicht überdosiert werden!

- Zusammensetzung: Dieser Cocktail hält die freien Radikale in Schach, hilft bei der Regeneration der Zellen und trägt dazu bei, dass die Festigkeit der Haut nicht übermäßig abnimmt.

Magnesium

Magnesiummangel beschleunigt die Alterungsprozesse. Mit einer ausgewogenen Ernährung lässt sich der Bedarf in der Regel leicht decken. Gute Lieferanten sind z. B. Vollkornprodukte wie Vollkornnudeln, -reis und -brot, aber auch Schokolade und Dörrobst. Beim Herstellen von weißem Mehl gehen die magnesiumhaltigen äußeren Schichten des Getreides verloren. Zu viel Weißbrot und andere Weißmehlprodukte zu essen ist also keine gute Idee. Experten raten, von Zeit zu Zeit den Magnesiumgehalt im Blut testen zu lassen und bei Bedarf eine Magnesiumkur zu machen.

Omega-3-Fettsäuren

Diesen Fettsäuren schreibt man eine ganze Menge positiver Eigenschaften zu. Nicht alle sind wissenschaftlich bewiesen, wie z. B. ihre antidepressive Wirkung. Gesichert ist jedoch ihre wichtige Funktion bei der Vorbeugung von Herz-Kreislauf-Erkrankungen. Im Hinblick auf die Alterungsprozesse sind sie geradezu unentbehrlich, weil sie die Vitalität der Zellwände schützen. Gute Quellen sind Leinsamen, Raps- und Leinöl sowie fetthaltiger Fisch (Makrele usw.). All jenen, die diese Nahrungsmittel nicht mögen, kann eine Omega-3-Kur helfen.

Lycopin

Lycopin ist ein natürlicher Farbstoff (ein Carotinoid), der den Produktionsrückgang von Kollagen bremst. In hoher Konzentration findet er sich in unter Erhitzen verarbeiteten Tomaten, z. B. in Tomatenmark und Tomatensaft. In Studien hat sich gezeigt, dass Lycopin dazu beiträgt, manchen Krebserkrankungen vorzubeugen.

Gelbes Licht

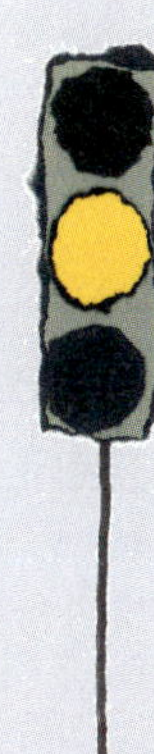

Hier ein kurzer Blick auf ein Element, bei dem Vorsicht angebracht ist.

Chrom

Chrom kommt immer wieder zu Sprache, weil es dazu beiträgt, den Insulinspiegel zu senken. Man sagt diesem Element auch nach, es verringere den Heißhunger auf Süßes, was für eine Diät ja zu begrüßen wäre. Als Nahrungsergänzungsmittel taugt es jedoch nicht, da Chrommangel äußerst selten auftritt und eine Überdosierung schnell möglich und sehr gefährlich ist.

Rotes Licht

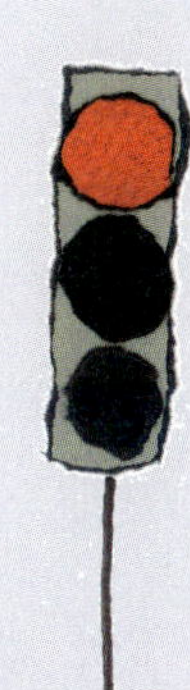

Hier lassen wir nochmals die Alarmglocken läuten:

- Kaufen Sie Nahrungsergänzungsmittel nur bei seriösen Quellen. Bei den Produkten, die in den Läden – von Apotheke bis Supermarkt – angeboten werden, können Sie davon ausgehen, dass sie behördlich zugelassen sind.
- Fallen Sie im Internet nicht auf unseriöse Produkte herein. Gerade bei den Nahrungsergänzungen mit dem Etikett »Anti-Aging« wird viel Schindluder getrieben. Nur allzu schnell

zieht man Ihnen das Geld aus der Tasche – für Produkte, die vielleicht nur aus wirkungslosen gemahlenen Melonenkernen bestehen oder Substanzen enthalten, die gefährlich sind. Von den aus gutem Grund verschreibungspflichtigen Mitteln, die frei und unkontrolliert auf dem Internetmarkt umhergeistern, ganz zu schweigen.

- Selbstmedikation birgt gesundheitliche Risiken in sich.
- Die Verordnung und Dosierung von Hormonen und Prohormonen gehört grundsätzlich in die Hand eines Arztes.
- Bei einer ganzen Reihe von Nährstoffen, wie z. B. Selen, Eisen oder Kalium, kann eine Überdosierung Ihre Gesundheit gefährden.

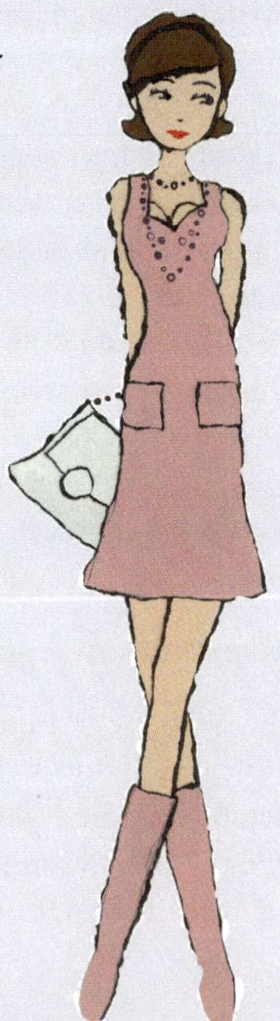

Fragen Sie Ihren Arzt um Rat!

Kosmetik im Anti-Aging-Programm

Während das Anti-Aging noch in den Kinderschuhen steckte, hatten die Werbesprüche beim Leeren von Geldbeuteln mehr Erfolg als die Produkte beim Glätten von Falten. Als sich dann aber die pharmazeutischen Labors und die dermatologische Forschung der Sache annahmen, kam das Ganze ins Rollen. Pflegemittel, die tatsächlich eine gewisse Wirkung zeigten, rückten in den Vordergrund.

Heute sind sich die meisten Experten einig: Auch wenn Cremes und Lotions die Zeit weder zurückdrehen noch anhalten können, tragen sie dazu bei, die Alterung der Haut ein Stück weit aufzuhalten. Ausgetüftelte Produkte schützen die Haut vor Sonnenstrahlen, versorgen sie mit Feuchtigkeit und regen die Zellerneuerung an. Vor allem helfen sie, die Angriffe der freien Radikale abzuwehren, die von unserem Organismus selbst, von der Sonne, der Umweltverschmutzung oder durchs Rauchen in Gang gesetzt werden.

Solange unsere Haut noch jung ist, setzt sie tapfer ihre Abwehrmechanismen ein. Dabei führt sie Antioxidantien wie Vitamin C und E, Selen oder Enzyme wie Glutathionperoxidasen ins Feld. Sobald der Zahn der Zeit jedoch beginnt, heftiger an uns zu nagen, verlieren ihre Waffen an Schlagkraft. Von freien Radikalen überflutet gelingt es nicht mehr, unsere Zellen zu schützen. Die Kollagenproduktion gerät ins Schlingern, was sich in Form von Falten offenbart. Allerspätestens dann beginnt bei zahllosen Frauen der Run auf Cremes, die pflanzliche Stoffe enthalten, die ihre Haut ernähren und die positiven Effekte von ausgewogener Ernährung und Nahrungsergänzungen unterstützen.

Faltenkiller-Cremes unter der Lupe

Glatte Haut wie geliftet – die Werbetrommeln dröhnen so lautstark, dass einem schwindlig wird. An das Lifting mit Skalpell und Narkose reicht keine der Cremes heran, auch wenn sie durchaus sichtbare Wirkung zeigen. Orientieren Sie sich beim Kauf von Cremes nicht an bezaubernden Tiegeln oder betörenden Düften. Ausschlaggebend sind bestimmte Inhaltsstoffe.

Tretinoin

Tretinoin, auch bekannt als Vitamin-A-Säure, und seine Derivate (Retinol, Retinsäuren, Retinal) wirken auf die Haut, weil sie die Zellerneuerung sowie die Produktion der hornbildenden Zellen (Keratinozyten), der Fibroblasten (im Bindegewebe vorkommende Zellen) und des Kollagens günstig beeinflussen. Da es bis in die elastischen Fasern des Bindegewebes vordringt, hilft es, Falten zu glätten. Obendrein mildert es Pigmentflecken. Mit Tretinoin-Creme gepflegte Haut wirkt jung und frisch. Durch den Peeling-Effekt kann es jedoch zu Hautreizungen kommen. Die Creme muss vom Arzt verschrieben werden.

Vitamin C

Der Tausendsassa unter den Vitaminen spielt als Antioxidans auch für die Haut eine zentrale Rolle. Vitamin C unterstützt die

Reparatur der von freien Radikalen geschädigten Zellen, was verhindert, dass schadhafte Zellen den Alterungsprozess beschleunigen oder sich in Krebszellen verwandeln. Dieses wertvolle Vitamin ist auch fähig, von der Sonne ramponierte Haut zu glätten und die Tiefe von Falten zu verringern. Der Vitamin-C-Anteil in der Creme sollte mindesten zwei Prozent betragen.

WICHTIG!
Nicht jede Creme passt für jeden, und die wirksamsten Produkte verträgt bei Weitem nicht jedermann. Bevor Sie im Dschungel der Anti-Aging-Cremes ein für Ihre Haut ungünstiges Pflegemittel wählen, sollten Sie einen Hautarzt zu Rate ziehen.

Vitamin E

Ein weiterer Stern am Anti-Aging-Himmel ist das Vitamin E. Es schützt die Haut vor Schäden durch ultraviolettes Licht sowie vor einem Vorgang (der Lipidperoxidation), bei dem freie Radikale sich an den Fetten der Zellmembran vergreifen und eine zellschädigende Kettenreaktion auslösen. Außerdem trägt es dazu bei, Falten zu reduzieren. Vor allem aber verbessert es die Feuchtigkeitsversorgung der Haut, wodurch diese einen pralleren und strafferen Anblick bietet.

AHA – Fruchtsäuren

AHA ist die Abkürzung für Alpha-Hydroxycarbonsäuren, landläufig als Fruchtsäuren bekannt. Sie verleihen der Zellerneuerung Schwung, verbessern die Feuchtigkeitsversorgung der Haut und entfernen abgestorbene Zellen. AHA-Cremes, die auch gute Dienste bei manchen Hauterkrankungen leisten, erzeugen eine glatte, frische Haut.

Zur AHA-Familie gehört auch die Glycolsäure, die in Peelingcremes Verwendung findet.

Für den täglichen Gebrauch zu empfehlen sind niedrig dosierte AHA-Cremes. Da sie nur schwache Auszüge von Pflanzen oder Früchten wie Heidelbeeren, Gingko biloba, Lakritze oder Weintrauben enthalten, sind sie weniger aggressiv.

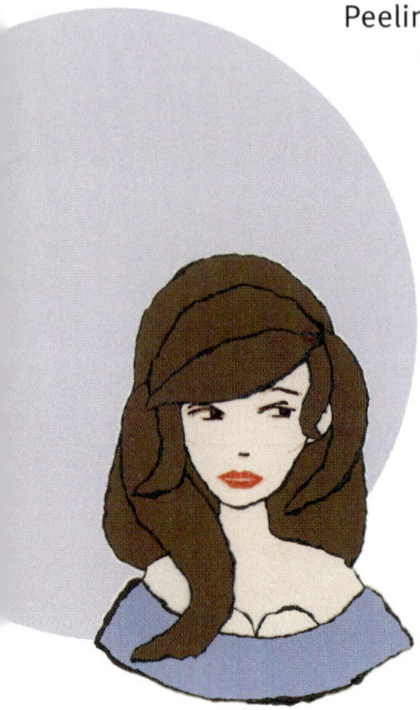

Na-PCA

Das heißt Natrium-Pyrrolidoncarbonsäure. Das Interessante an dieser Substanz ist ihre Fähigkeit, eine beachtliche Menge Feuchtigkeit zu binden (bis zu 60 Prozent ihres eigenen Gewichts). Daher bildet sie eine ausgezeichnete Basis für wirkungsvolle Feuchtigkeitscremes. Dank ihrer feuchtigkeitsbindenden Wirkung erhält Na-PCA die Geschmeidigkeit und die Sanftheit der Haut – ein Vorteil für alternde Haut, die irgendwann regelrecht verknittert, weil sie die Feuchtigkeit nicht mehr so gut halten kann.

Aloe vera

Schon Kleopatra wussten diese uralte Heilpflanze als Pflege- und Schönheitsmittel zu nutzen. Die Inhaltsstoffe sind in der Lage, die Heilung von Verletzungen und Brandwunden zu beschleunigen sowie Juckreiz zu lindern. Außerdem besitzt diese magische Pflanze eine phänomenale feuchtigkeitsspendende Kraft, unterstützt den Zellteilungsprozess und beseitigt die abgestorbenen Zellen.

DHEA und Melatonin

Die erlahmende Hormonproduktion geht nicht spurlos an der Haut vorüber. Als schlagkräftige Fänger freier Radikale erledigen DHEA und Melatonin auch bei äußerlicher Anwendung ihren Job. So ist es verlockend, die Haut mithilfe entsprechender Cremes in Zeiten des hormonellen Mangels künstlich wieder aufzuladen. Doch sowohl DHEA als auch Melatonin sind verschreibungspflichtige Hormone.

Acetylsalicylsäure (ASS)

Dieser Wirkstoff funktioniert ähnlich wie AHA (die Fruchtsäuren), wird aber von manchen Menschen besser vertragen. Auch diese Säure beseitigt abgestorbene Zellen, verringert das Braun von Pigmentflecken und verhilft zu einem jugendlich-frischen Hautbild. Einige Kosmetikfirmen haben ASS-Cremes in ihrem Programm.

GAG und HA

Merken Sie sich nur die Abkürzung, der vollständige Name lautet Glykosaminoglykane. Diese Substanzen arbeiten fleißig, um die Oberfläche der Haut in eine ebenmäßige Fläche zu verwandeln.

Eine Untergruppe der GAG ist die HA, die Hyaluronsäure (oder auch Hyaluronan genannt), die in synthetischer Form als Pflegemittel gegen vorzeitige Hautalterung eingesetzt wird.

Kamille

Oder besser gesagt Bisabolol, einer ihrer Hauptinhaltsstoffe, das entzündungshemmende, desinfizierende und wundheilungsfördernde Eigenschaften besitzt, die an dieser alten Heilpflanze seit Langem geschätzt werden. Bei der Idee, entzündungshemmende Stoffe modernen Anti-Aging-Cremes beizumischen, dachte man vor allem an die mikrofeinen Entzündungen, denen die Haut tagtäglich trotzen muss und die zur vorzeitigen Hautalterung beitragen. So eine zusätzliche Hilfe nimmt jede Haut dankbar an.

Perfektionieren Sie Ihre Verjüngung!

Wenn Sie unserer Anti-Aging-Strategie bis hierher gefolgt sind, ist Ihre Figur schon schlanker. Ihre Haut sieht feiner, glatter und frischer aus. Sie wirken jünger, fitter und aktiver. Doch irgendetwas fehlt noch. Na, was wohl? Eine Überprüfung Ihrer äußeren Erscheinung. Wie sieht's denn in Ihrem Kleiderschrank aus? Hängen da Hosenröcke und Blusen mit langen, schalartigen Bändern, die sich zu einer großen, braven Schleife binden lassen? Hosen im Schottenmuster? Schlabberklamotten? Stecken Ihre Füße immer in todlangweiligen, flachen Tretern? Seit wann tragen Sie Ihre jetzige Frisur – seit fünf, zehn oder sogar noch mehr Jahren? Sind Sie der Auffassung, dass ein gut gestyltes Make-up nur für Fernsehmoderatorinnen wichtig sei? Fragen über Fragen, die erneut eine kleine Anstrengung von Ihnen verlangen. Auf in die letzte Phase Ihrer Runderneuerung. Es wäre doch jammerschade, wenn Sie nach all der Mühe auf den letzten Schliff verzichten würden!

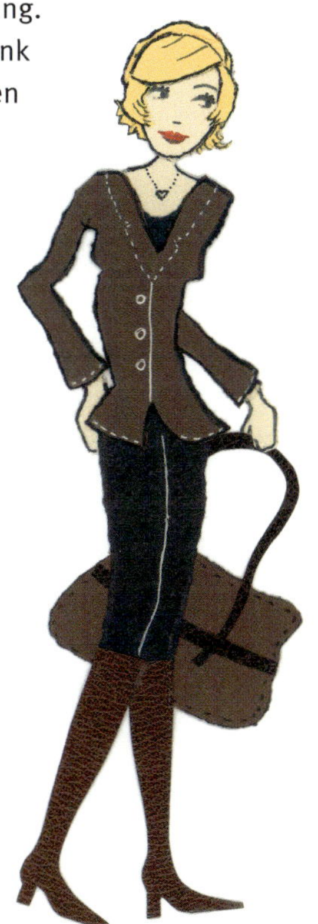

4 Ran ans Erscheinungsbild

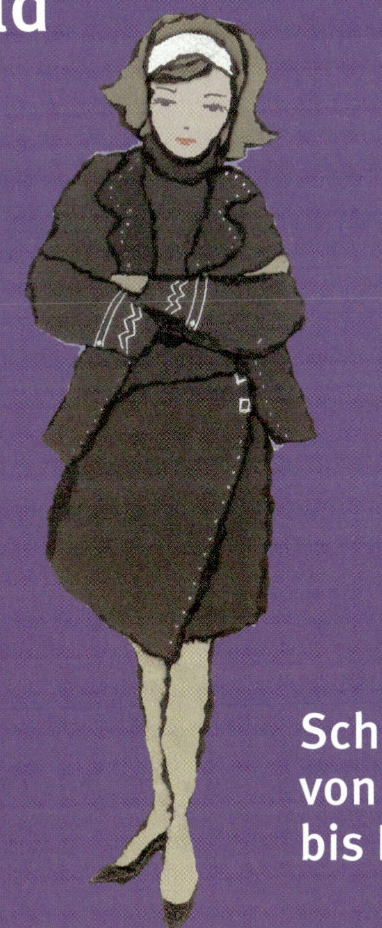

Schick von Kopf bis Fuß

Test: Ihr Erscheinungsbild

Machen Sie den folgenden Test. Kreuzen Sie jeweils die Antwort an, die am ehesten auf Sie zutrifft. Sollte Ihr Ergebnis nicht so gut ausfallen, werfen Sie die Flinte nicht gleich ins Korn. In diesem Kapitel finden Sie eine Menge Tipps, wie Sie eventuelle Schwachstellen beseitigen können.

1. In Ihrem Kleiderschrank findet man mindestens

A ein Paar Leggings .... ❍
B eine schwarze Stretchhose .... ❍
C einen bordeauxfarbenen Cardigan mit Goldknöpfen .... ❍

2. Ihre Lieblings-Jeans sind

A eine modische, gut sitzende, auf Ihre Figur abgestimmte Markenjeans .... ❍
B irgendeine Nullachtfünzehn-Jeans vom Wühltisch .. ❍
C über zehn Jahre alt .... ❍

3. Beim Kleidungskauf orientieren Sie sich

A an aktuellen Modetrends .... ❍
B an bewährten Klassikern .... ❍
C an gar nichts .... ❍

4. Stellen Sie sich vor, Sie bekommen 5000 Euro fürs Shopping geschenkt, dann stürmen Sie

A Boutiquen von angesagten Modelabels .... ❍
B Läden, die solide Klassiker anbieten .... ❍

C Läden, die Mode »für die Dame ab 40« verkaufen .... ❍

5. Wenn Sie könnten, wie Sie wollten, kaufen Sie

A ein Minikleid mit Leopardenmuster von einem bekannten Modedesigner .... ❍

B einen klassischen Trenchcoat eines klassischen Modelabels .... ❍

C eine marineblaue Kaschmirjacke .... ❍

6. Als Unterwäsche bevorzugen Sie

A Sport- und Funktionswäsche .... ❍

B sexy aussehende Teile .... ❍

C Altmodisches .... ❍

7 Ihre Nachtwäsche ist

A mit verspielten Motiven bedruckt .... ❍

B aus reiner Seide .... ❍

C sportlich und praktisch .... ❍

8. Geben Sie zu, dass Sie

A manchmal keinen Slip tragen................. ❍

B bequeme Unterwäsche wie Sport-BHs bevorzugen .... ❍

C Ihr T-Shirt in die Hose stecken .... ❍

9. In Ihrem Schuhschrank überwiegen

A gediegene Lederschuhe .... ❍

B Schuhe und Stiefel mit schicken Absätzen .... ❍

C flache, bequeme Treter .... ❍

10. Ihre Frisur

A war vor 30 Jahren modern .... ❍
B orientiert sich an der heutigen Mode .... ❍
C wirkt so brav wie die von Mireille Mathieu .... ❍

11. Wenn bei Ihnen graue Haare auftauchen,

A färben Sie Ihre Haare selbst (und wundern sich mitunter über eigenartige Farbstiche) .... ❍
B gehen Sie zum Frisur (und freuen sich über charmante Farbreflexe) .... ❍
C machen Sie gar nichts (und lassen der Natur einfach ihren Lauf, weil Ihnen die grauen Strähnen egal sind) .... ❍

12. Für Ihr Make-up benötigen Sie

A 20 Minuten .... ❍
B 10 Minuten .... ❍
C 0 Minuten, weil Sie sich nicht schminken .... ❍

13. Ihr Parfüm haben Sie gewechselt,

A als vor Kurzem interessante neue Düfte auf den Markt kamen .... ❍
B als Sie letzte Weihnachten einen klassischen Duft geschenkt bekamen .... ❍
C als Sie vor zig Jahren Ihr Lieblingsparfüm entdeckten, an dem Sie noch heute festhalten .... ❍

14. Ein Mann, der Ihre Fantasie in jeder Hinsicht anregt, ist

A Justin Timberlake .... ❍

B George Clooney .... ❍
C Julio Iglesias .... ❍

15. Wenn jemand Sie auf Sexspielzeug anspricht, sagen Sie:

A Ich habe eine Menge davon .... ❍
B Habe ich schon mal ausprobiert .... ❍
C Was ist das? .... ❍

16. Auf Ihrem Handy, MP-Player oder iPod haben Sie Songs von

A Britney Spears .... ❍
B Diana Krall .... ❍
C Diana Ross .... ❍

Auswertung: Zählen Sie zusammen, wie oft Sie A, B bzw. C angekreuzt haben.

Sie haben am häufigsten A angekreuzt: Das Altern ist nicht Ihr Problem. Wirklich? Freuen Sie sich nicht zu früh! Vielleicht hat Sie der Test in eine Falle gelockt? Ihrem Ergebnis nach sind Sie jünger als 25 und haben eine Topfigur. Also genau richtig, um enge Hosen, kurze Kleidchen, fetzige Frisuren und ultraglamouröses Make-up zu tragen. Justin Timberlake würde sich alle Finger nach Ihnen schlecken. Tatsächlich? Oder marschieren Sie in Wahrheit stramm auf die 40 zu oder haben sie schon um einige Jahre überschritten? Finden Sie es dann glaubwürdig, verführerisch und elegant, wenn eine Frau sich kleidet, schminkt und frisiert wie eine junge Popsängerin? Sind Sie womöglich dem Jugendwahn verfallen – und Teenager kichern offen und die Verkäuferinnen in Boutiquen hinter vorgehaltener Hand über Sie? Und Männer nehmen Reißaus vor Ihnen? Klar, Sie wollten alles richtig machen und haben sich tapfer in Leoparden-Leggings gezwängt. Nehmen Sie Ihr Erscheinungsbild noch mal kritisch unter die Lupe. Sie finden im Folgenden viele Tipps, wie Sie Ihrem Aussehen Pep verleihen können, ohne in die Kategorie »ewiges Girlie« zu fallen.

Sie haben am häufigsten B angekreuzt: Verblüffend perfekt! Sie gehen mit dem Älterwerden geschickt um und können sich mit so manchen toll aussehenden Berühmtheiten Ihres Alters in eine Reihe stellen. Ihr Stil sitzt auf den Punkt. Ohne peinlichen Ausrutscher in die Vergangenheit beherrschen Sie die Mischung von Mode und Material. Altmodisches liegt Ihnen genau fern wie der Girlie-Touch. Sie haben verinnerlicht, dass die großen Klassiker unentbehrlich sind, ohne jedoch auf gut durchdachte Ausflüge in die gerade aktuelle Mode zu verzichten. Exzentrisches setzen Sie mit gekonntem Augenmaß ein. Auch eine sexy Ausstrahlung kommt bei Ihnen auf angenehme Weise zum Tragen. Ein guter Friseur ist für Sie so wertvoll wie ein lieber Freund. Sie wissen »Lebenskunst ist, das Richtige wegzulassen« und »Mode ist vergänglich, Stil niemals« – diese beiden Zitate stammen von Choco Chanel, einer Ikone der Modegeschichte.

Sie haben am häufigsten C angekreuzt: Vorsicht, Sie sind auf dem besten Weg, älter auszusehen, als Sie sind – vom Verjüngen ganz zu schweigen. Kann es sein, dass Sie vor etwa 20 Jahren aufgehört haben, sich für Mode zu interessieren? Frönen Sie der Marke »alterslos«? Mit Schlabberhosen und weiten Pullis? Oder kleiden Sie sich unauffällig und bieder bis zum Gehtnichtmehr? Das wäre schade. Große Modedesigner wie Armani oder Karl Lagerfeld kreieren nicht nur ausgefallene Mode, sondern auch schicke Kostüme, an deren Schnitt man sich orientieren kann. Selbstverständlich empfiehlt Ihnen niemand, sich wie Stars und Sternchen zu kleiden.

Doch eine Überlegung, was von der aktuellen Mode zu Ihnen passen könnte, wäre gut für Sie. Jegliche Modetrends zu verschmähen, ist genauso tödlich für den Stil wie jedem neuen Schrei hinterherzurennen. Fühlen Sie sich wirklich wohl, so ganz ohne Schminke, mit mehr oder weniger grauen Haaren, flachen Tretern, Schlabberklamotten oder in die Hose gestopften T-Shirts? Nein? Dann fangen Sie an, Ihr Erscheinungsbild aufzupeppen.

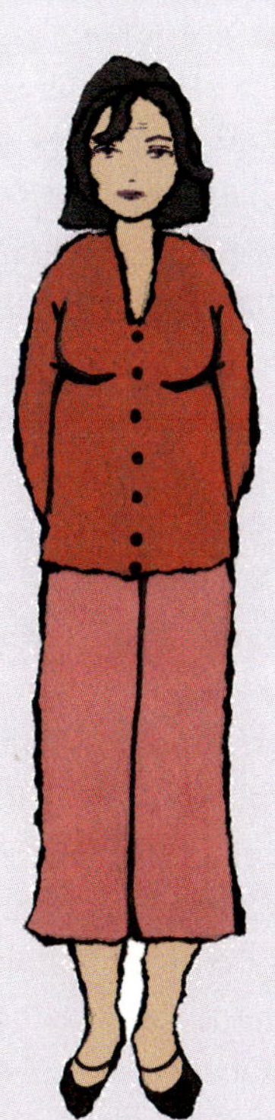

Für ein schönes Gesicht

Tun Sie Ihrem Teint etwas Gutes

Schminken Sie sich seit ewigen Zeiten immer auf die gleiche Weise? Tragen Sie reichlich Grundierung und Puder auf, um alle Schwachstellen zuzukleistern? Verwenden Sie viel Rouge für die »Herzbäckchen«? Zücken Sie den Kajalstift für die rabenschwarze Umrahmung der Augen, auf denen ein klatschblauer Lidschatten prangt? Kommt dann auch noch ein knallroter Lippenstift für einen vollen Kussmund, der über die Lippenkonturen hinausreicht, zum Einsatz? Schauen Sie in den Spiegel. Sind Sie um die 40? Mit einer derartigen »Kriegsbemalung« wirken Sie wie 50!

Oder verzichten Sie seit Jahren aus Bequemlichkeit oder aufgrund Ihrer Vorliebe fürs Natürliche auf jegliches Make-up? Bis zum 30. Lebensjahr mag das ja gut funktionieren. Doch dann kommt irgendwann der Tag, an dem Sie mit Ihrem »Natur-pur-Stil« schlichtweg zehn Jahre älter aussehen.

Genug der Horrorszenarien! Zweifellos gehört das Schminken zu den schlagkräftigsten Anti-Aging-Waffen, die allerdings des richtigen Schliffs bedürfen, um dem angestrebten Ziel zu dienen. Sie brauchen ein Make-up, das Ihren Teint frisch und natürlich wirken lässt und die Stärken Ihres Gesichts betont.

Von den Kosmetikerinnen bis zu den Visagisten sind sich Spezialisten einig: Beim Teint kommt es auf den Farbton an. Dabei spielt die Hautfarbe eine ebenso große Rolle wie die

Farbnuance der Grundierung (Foundation) – und Ihr Alter. Ein und dieselbe Grundierung kann auf der Haut einer 20-Jährigen perfekt wirken, während eine 40- bis 50-Jährige damit womöglich aussieht, als sei sie geradewegs einem Wachsfigurenkabinett entsprungen. Einige grundlegende Tipps helfen Ihnen, den Verjüngungseffekt des Schminkens optimal zu nutzen.

TIPP:
Falls Sie sich noch nie oder nur selten geschminkt haben, leisten Sie sich einen entsprechenden Kurs in einem Kosmetikstudio. Auch manche Volkshochschulen bieten Schminkkurse für verschiedene Altersstufen an.

Hüten Sie sich vor der Sonne

Über die möglichen negativen Auswirkungen des Sonnenbadens – sei es unter freiem Himmel oder im Solarium – haben Sie sicherlich schon viel gehört. So wissen Sie wahrscheinlich, dass UV-Strahlen die Haut schneller altern lassen. Wer der Sonne nicht aus dem Weg gehen kann, sollte deshalb an Sonnenschutzmittel nicht sparen. Dass man sich nach jedem Aufenthalt im Wasser neu eincremen und bei schweißtreibenden Tätigkeiten im Freien die schützende Cremeschicht zwei-, dreimal am Tag erneuern sollte, hat sich weitgehend herumgesprochen. Nicht wahrhaben wollen jedoch manche Frauen, dass sonnengebräunte Haut keineswegs immer »jung, frisch und fit« wirkt, sondern wie eine zu dunkle Grundierung einen Zehn-Jahre-älter-Effekt mit sich bringt. Mit einem zarten, transparenten Farbton, wie ihn die Models auf den Modefotos zeigen, sind Sie besser bedient – in jedem Alter!

Vernachlässigen Sie die Grundpflege nicht

Kümmern Sie sich zweimal täglich um Ihren Teint. Das sorgfältige Abschminken am Abend sollte genauso Routine sein wie das morgendliche Reinigen. Verwenden Sie eine Reinigungslotion oder -milch. Anschließend tragen Sie eine pflegende, feuchtigkeitsspendende Tages- bzw. Nachtcreme auf. Mit einer Hautmaske (ein- oder zweimal pro Woche) können Sie die Grundpflege unterstützen und Probleme wie fettige oder unreine Haut bekämpfen.

Vergessen Sie den Hals nicht, aber sparen Sie die Augenpartie aus. Was sich für Gesicht und Hals eignet, hat auf der empfindlichen Haut unterhalb Ihrer Augen nichts zu suchen. Spezielle Produkte für die Augenpartie sind keine Geldmacherei der Kosmetikindustrie, sondern tatsächlich sinnvoll – wie Hautärzte bestätigen.

Eine ausreichend mit Feuchtigkeit versorgte Haut wirkt jünger als eine durstige. Das gilt nicht nur für das Gesicht, sondern für den ganzen Körper.

Alle Mittel sollten zu Ihrem aktuellen Hauttyp passen. Zugegeben: Aus dem Wirrwarr der Produkte Passendes und Bezahlbares herauszuklamüsern, macht etwas Mühe, lohnt sich aber für Ihre Haut.

Nutzen Sie die kleinen Lifting-Wundermittel

Die Kosmetikindustrie hat sich in den letzten Jahren sehr ins Zeug gelegt, um verblüffend wirksame Produkte zu entwickeln, die den Teint glätten und frisch aussehen lassen. Im Mittelpunkt stehen dabei die Feuchtigkeitsbalance und Subs-

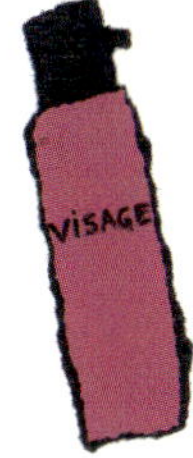

tanzen, die der Regeneration der Haut dienen. Die Palette reicht von Tages- und Nachtcremes über Foundations (Grundierungen) bis hin zu Zehn-Minuten-Masken, die nach einem langen Tag kurz vor dem Ausgehen den Teint auf spektakuläre Weise auffrischen.

Ob die Hersteller diese Erzeugnisse nun als »Schönheitsbalsam« anpreisen oder andere Bezeichnungen wählen, um ihre Produkte an die Frau zu bringen – alle diese Mittelchen verfügen über pflegende und bis zu einem gewissen Grad auch glättende Eigenschaften. Für alle Zeiten wegzaubern können sie unsere Fältchen und Falten zwar nicht, zumindest aber sorgen sie dafür, dass man sie weniger sieht.

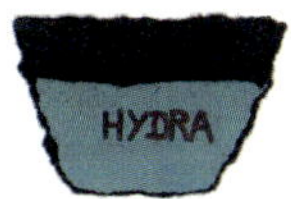

Kümmern Sie sich um Ihre Augenpartie

Gegen die verräterischen Ringe unter den Augen, Tränensäcke oder Krähenfüße haben Sie bestimmt ein Mittel in Ihrem Pflegesortiment. Doch denken Sie beim Auftragen auch an die Oberlider und die Haut an der Nasenseite? Falls nicht, tun Sie es bitte ab sofort – auch diese Partien bedürfen der sorgfältigen Pflege. Egal, ob Sie Creme, Gel oder Mousse verwenden, gehen Sie mit der Partie rund um Ihre Augen möglichst behutsam um. Am besten schonen Sie diese überaus empfindliche Haut, wenn Sie die Substanz zunächst vorsichtig in Tupfen auftragen und anschließend mit sanft trommelnden Fingerspitzen leicht einklopfen. Unterhalb des Auges sollten die Finger dabei von außen nach innen wandern; dann geht es von der Nase über das Augenlid Richtung äußeren Augenwinkel.

Kaschieren Sie Schwachstellen

Um Fältchen, Augenschatten, kleine Hautunreinheiten, Pigmentflecken oder auffallende Äderchen zu verstecken, greifen Sie zu einem Concealer (engl. conceal = verbergen, verstecken). Ob als Creme, kompakter Abdeckstift oder als Stift mit flüssigem Concealer und Pinsel in einem – die verschiedenen Produkte machen ihrem Namen alle Ehre.

Concealer mit schimmernden Pigmenten beispielsweise vertuschen nicht nur feine Krähenfüße und Augenschatten, sondern bringen die Augen auch zum Strahlen. Da die Glanzpartikel das Licht in alle Richtungen reflektieren, spiegeln sie die Schwachstellen förmlich weg. Verteilen Sie den Concealer auf die untere Augenpartie (oberhalb der Wangenknochen), auf die Haut im inneren Augenwinkel, auf das Augenlid unterhalb der Augenbrauen und auf die Wangenknochen. Wenn er auch an den Nasenflügeln und der Falte, die von der Nase zu den Mundwinkeln verläuft, aufgebracht wird, drängt er Falten optisch in den Hintergrund. Hautunreinheiten wie kleine Flecken und Pickelchen oder Rötungen und rote Äderchen lassen sich mit einem stärker abdeckenden Concealer hervorragend tarnen. Das Ergebnis: Der Teint wirkt insgesamt glatter – was bekanntermaßen verjüngt.

Wählen Sie die richtige Grundierung

Heutzutage finden Sie in Hülle und Fülle Foundations, die Ihrem Teint ein natürliches, ebenmäßiges Aussehen verleihen. Diese Erzeugnisse kleistern Ihr Gesicht nicht maskenhaft zu, sondern wirken unauffällig, leicht und klar. Sowohl die Konsistenz der Produkte, die von cremig-flüssig bis kompakt reicht, als auch die Farbpalette kommt unseren Anti-Aging-Bestrebungen sehr entgegen. Achten Sie jedoch bei der Wahl auf Ihr Alter!

Ein Tipp vorneweg: Testen Sie den Farbton der Foundation im ungeschminkten Gesicht. Verteilen Sie das infrage kommende Produkt in einem schmalen Streifen vom Wangenknochen bis zum Unterkiefer. So sehen Sie sofort, wie sich der Farbton mit Ihrer Haut verbindet. Wenn Sie zwei Streifen in unterschiedlichen Farbtönen mit etwas Abstand nebeneinandersetzen, können Sie gut vergleichen, welche Nuance besser zu Ihrer Hautfarbe passt. Der weit verbreitete Farbtest in der Armbeuge, auf der Innenseite der Handgelenke oder dem Handrücken bringt kein zuverlässiges Ergebnis, weil die Hautfarbe an diesen Stellen nicht der Ihres Gesichtes gleicht.

Faustregel für die Alterstufe 20 bis 35 Jahre

Eine Grundierung oder eine getönte Tagescreme in genau dem gleichen Farbton wie die Gesichtshaut passt gut. Wählen Sie ein cremig-flüssiges Produkt, das in der Kosmetiksprache als sehr leicht und durchscheinend bezeichnet wird. Sprich: Es deckt nicht viel ab, sorgt aber für einen frischen und ebenmäßigen Teint.

Faustregel für die Alterstufe 35 bis 45 Jahre

Der Farbton sollte einen halben Ton heller sein als Ihre Haut. Gut eignen sich Foundations mit einer cremigen bis festeren Konsistenz, die mit einem Kosmetikschwämmchen aufgetragen werden. Dank ihrer intensiveren Deckkraft gleichen sie Unebenheiten aus. Sie verleihen Ihrem Gesicht eine glatte »zweite« Haut, ohne jedoch maskenhaft zu wirken.

Faustregel für die Alterstufe ab 45 Jahre aufwärts

Ungefähr ab dem 45. Lebensjahr (und erst recht ab dem 60.) sind feuchtigkeitsspendende Grundierungen zu empfehlen. Die speziellen Produkte für die reife Haut tendieren mehr zum Flüssigen als zum Cremigen und enthalten neben feuchtigkeitsbindenden auch pflegende Substanzen. Foundations mit lichtreflektierenden Pigmenten wirken wie Weichzeichner und tarnen Unregelmäßigkeiten. Bei der Farbwahl sollten Sie sich Ihren natürlichen Hautton zum Vorbild nehmen. Der Farbton darf eine Nuance heller, aber nicht dunkler sein.

Vermeiden Sie Folgendes:

- Dunklere Farbtöne – damit schminken Sie sich einige zusätzliche Jahre ins Gesicht.
- Stark deckende Foundations (sofern Sie keine spezifischen Probleme haben) – derartige Grundierungen wirken schnell maskenhaft.
- Zu matte Foundations, weil sie ebenfalls einen Maskeneffekt mit sich bringen und darüber hinaus Schwachstellen eher betonen als verschleiern.

Tragen Sie die Grundierung gleichmäßig auf

Mindestens zehn Minuten, bevor Sie mit dem Schminken beginnen, sollten Sie Ihr Gesicht sorgfältig reinigen und die Tages- und Augencreme auftragen. Mit einem Kosmetikschwämmchen aus feinporigem Latex fällt es auch Ungeübten leicht, die Foundation gleichmäßig zu verteilen. (Manche im Schminken geübte Frauen verwenden lieber die Finger.) Mit sanftem Druck und einer leichten Drehung im Handgelenk wird die Grundierung aufgetupft – von der Gesichtsmitte nach außen (Stirn, Nase, Wangen). Achten Sie darauf, dass sich nichts in der Nasenfalte oder in den Fältchen rund um den Mund und an den Augen festsetzt. Überschüssige Foundation am Haaransatz oder an den Augenbrauen können Sie mit einem Wattestäbchen entfernen. Vergessen Sie nicht, den Hals bis hinunter ins Dekolleté zu schminken (die Übergänge am Kiefer sorgfältig verstreichen).

TIPP:
Frischen Sie Ihr Make-up während eines langen Tages oder Abends rechtzeitig auf, bevor die Foundation in die Fältchen oder Falten eindringt. Hat sie sich erst einmal dort festgesetzt, kostet die »Reparatur« einige Mühe.

Runden Sie die Grundierung mit Puder ab

Viele Frauen verlassen ohne Puderdose nicht das Haus. Manche benutzen den Puder sogar so eifrig und reichlich wie ein Maskenbildner beim Film oder Fernsehen. Doch für das Schminken von Personen, die vor der Kamera stehen, gelten andere Kriterien als im Alltag. Weniger bringt hier mehr. Ohne

Zweifel ist Puder eine feine Sache – er rundet die Grundierung ab, fixiert und mattiert sie. Während der Puder früher eher an Gips oder Babypuder erinnerte, gibt es heute raffiniert entwickelte Produkte zu kaufen.

Der lose, farbneutrale Transparentpuder eignet sich ausgezeichnet zum Fixieren und Mattieren. Seine mikrofeinen Puderpartikel reflektieren das Licht, was dazu beiträgt, Fältchen und andere Schwachstellen zu kaschieren. Wenn Sie jetzt glauben, ein Puder mit Glitzerpigmenten könne den Effekt noch verstärken, täuschen Sie sich allerdings. »Glitzerpuder« macht sich nur auf sehr feinporiger, vollkommen glatter Haut gut. In fortgeschrittenen Jahren sieht die Haut jedoch leider anders aus.

Farblich auf die Grundierung abgestimmter Kompaktpuder ist ein guter Begleiter für unterwegs. Damit können Sie glänzende Stellen ausbessern – allerdings nicht allzu häufig, sonst wirkt die Haut bald ziemlich fleckig. Wenn Sie permanent nachpudern müssen, weil ständig Glanzstellen auftauchen, sollten Sie der Sache auf den Grund gehen. Vielleicht passt die Grundierung nicht zu Ihrem Hauttyp, oder Ihre Feuchtigkeitscreme ist zu fettig. Und nicht vergessen: Zu dunkler Puder bewirkt ebenso den Zehn-Jahre-älter-Effekt wie eine zu dunkle Foundation.

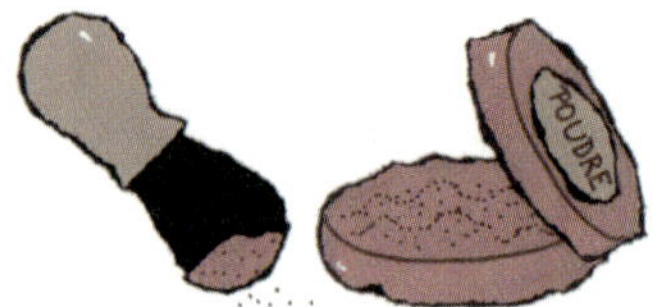

Spielen Sie nicht Rotbäckchen

Puderrouge, nach dem Abpudern mit einem Rougepinsel aufgetragen, verleiht den Wangen einen Farbton, als sei man gerade von einem erfrischenden Spaziergang zurückgekehrt. Das sollte zumindest im Idealfall so sein. Apfelbäckchen wie bei einer Matrjoschka, der russischen Holzpuppe, sind dagegen ebenso wenig erstrebenswert wie ein kompletter Verzicht auf Rouge. Den attraktiven »Hauch von Frische« erzielen Sie durch zarte Apricot-, Pfirsich- oder Rosenholztöne. Für einen großen Auftritt am Abend setzen Bronze-, Terrakotta-, Rot- oder Pinktöne glamouröse Akzente. Doch diese Farben sollten Sie zurückhaltend verwenden. Was vor ein paar Jahren noch klasse aussah, wirkt im reiferen Alter unter Umständen aufgesetzt und macht Sie sogar schnell noch älter.

Um den gewünschten »Hauch« aufzutragen, nehmen Sie mit dem Pinsel ganz wenig Farbe auf und klopfen sie kurz auf der Hand ab. Gepinselt wird von innen nach außen – Sie streichen das Rouge in kurzen, strichartigen Bewegungen von der Augenmitte über die Wangenknochen Richtung Ohr. Letzteres bildet die obere und untere der klassischen, natürlich aussehenden Rougezone. Manche Frauen schwören auch auf Cremerouge, die mit den Fingern auf der ungepuderten Haut verrieben wird.

Um das Beste für Ihre individuelle Gesichtsform herauszuholen, sollten Sie sich intensiver damit beschäftigen, wie Sie mittels Rouge Ihr Gesicht modellieren können.

Machen Sie schöne Augen

Zweifellos kann ein geschicktes Augen-Make-up den Spiegel Ihrer Seele auf Hochglanz polieren. Grund genug, sich mit all jenen Utensilien zu befassen, die Ihnen im wahrsten Sinn des Wortes »schöne Augen machen«. Das machen Sie schon seit Jahr und Tag? Oder ist das Schminken der Augen vielleicht so gar nicht Ihr Ding? Gerade, wenn es um Ihre Augen geht, sollte Ihr Blick tiefer gehen und einiges miteinbeziehen, an das Sie im ersten Moment vielleicht gar nicht denken.

Sehen Sie gut?

Gehen Sie regelmäßig zum Augenarzt, um Ihr Sehvermögen überprüfen zu lassen? Sind Brille oder Kontaktlinsen auf dem aktuellen Dioptrien-Stand? Gut, dann gehören Sie zum Glück nicht zu jenen Menschen, die rund um die Augen und auf der Stirn Fältchen und Falten haben, weil sie die Augen zusammenkneifen, um besser sehen zu können. Seien Sie ehrlich zu sich selber – auch, wenn Sie noch keine Brille tragen und sich möglichst lange davor drücken wollen.

Unser Sehvermögen verändert sich schleichend. Viele Menschen geben sich viel zu lange damit zufrieden, Gedrucktes so zurechtzurücken, dass sie die Buchstaben klar erkennen können. Machen Sie den Test: Kneifen Sie beim Lesen Ihre Augen zusammen, vielleicht auch nur ein bisschen? Halten Sie die Zeitung direkt vor der Nase oder in einem halben Meter Entfernung? Wandert Ihr Kinn immer näher zum Computer? (Die Verspannung in Ihren Schultern verrät es Ihnen.) Auch das zögerlichste Ja sollte Sie in diesem Fall veranlassen, zum Augenarzt zu gehen. Selbst wenn Ihnen eine Sehhilfe nicht im Geringsten in den Kram passt – trösten Sie sich mit der Tatsache: Gutes Sehen macht Ihre Augen schöner.

Und noch ein Tipp: Viele Menschen, die Stunden vor dem Computer verbringen, haben trockene Augen (häufiges Blinzeln ist ein Warnsignal). Je trockner die Augen sind, umso mehr verlieren sie ihren Glanz. Augentropfen oder Augenwasser helfen, sie wieder zum Strahlen zu bringen.

Übung für einen schönen Blick

Lebendig blickende Augen wirken nicht nur jünger, sondern auch schöner. Eine einfache Übung, die Sie, wo immer Sie gehen und stehen, in nur einer Minute absolvieren können, bringt Ihren Blick auf Trab: Augäpfel langsam nach oben und unten und anschließend nach rechts und links wandern lassen, wobei Sie versuchen sollten, sich selbst über die Schulter zu schauen, ohne den Kopf zu drehen. Dann die Augen schließen, langsam bis drei zählen und die Übung ein- oder zweimal wiederholen.

Bringen Sie Ihre Augenbrauen in Form

Augenbrauen mit wild sprießenden Härchen und Haarstoppeln auf dem Nasensattel machen weder jünger noch schöner. Ob Trendkonturen wie die Spermienform – an der Nasenseite rund und nach hinten spitz auslaufend – zu Ihren Augen bzw. zu Ihrem Gesicht passen, sollte ein kritischer Blick in den Spiegel entscheiden. Auf jeden Fall trägt eine saubere, klare Form der Brauen zum schöneren Erscheinungsbild Ihrer Augen bei.

Wenn Sie ungeübt bzw. unsicher sind, was die Zupferei bzw. die Form betrifft, suchen Sie eine Kosmetikerin auf, die Ihren Brauen die Form vorgibt. Die nachwachsenden Stoppeln verraten Ihnen dann, wo Sie zupfen müssen. Eine spezielle Augenbrauenpinzette leistet dabei gute Dienste.

Buschige Augenbrauen lassen sich durch beständiges und geduldiges Zupfen bändigen. Doch was tun, wenn Sie sehr schmale, spärliche oder fast unsichtbar helle Augenbrauen haben – oder bekommen? Bei manchen Frauen verringert sich die Dichte der Augenbrauen mit zunehmendem Alter. Das Stricheln mit einem Augenbrauenstift verleiht dem Spärlichen mehr Fülle. Färben bringt die Härchen zum Vorschein. Ein Permant-Make-up oder eine Pigmentierung bannt Härchen und Augenbrauen auf Dauer in Ihr Gesicht – ein Schritt, der aber gut überlegt sein sollte.

Lidschatten nach Augenmaß

Im Lidschatten steckt eine ganze Menge Potenzial, um die Augen besser zur Geltung zu bringen und das ein oder andere Problemchen wegzumogeln. Was Farbe und Beschaffenheit des Lidschattens anbelangt, sollten Sie aber – wie generell beim Make-up – im wahrsten Sinn des Wortes Ihr Alter im Auge behalten.

Wenn Sie 35 oder 40 sind, ist (fast) alles erlaubt. Mit Lidschatten in Puder-, Creme- oder flüssiger Form, mit Perlmuttschimmer und in allen möglichen Farben von dezentem Cremeweiß bis hin zu dunklen Rauchtönen können Sie raffinierte Akzente setzen. Ein Lidstrich mit Kajalstift oder flüssigem Eyeliner und Wimperntusche (Mascara) geben dem Ganzen einen Rahmen. Große, kleine, waagrecht oder schräg stehende Augen, Hänge- oder Schlupflider – alles lässt sich mit einer geschickten Farbverteilung betonen oder kaschieren. An trendigen oder klassischen Tipps für perfekt geschminkte Augen mangelt es nicht. Zeitschriften, Bücher und andere Medien halten Sie auf dem neuesten Stand. So können Sie die Grundvariante – helle Farben oberhalb der Lidfalte, dunklere auf dem beweglichen Augenlid sowie innen hell, außen dunkel – leicht individuell anpassen.

Unabhängig vom Alter gilt die Grundregel: Weniger ist mehr! Ein zu dicker Lidstrich, zu viel dunkle Farbe oder zu starke Kontraste lassen die schönsten Augen schwer und leblos wirken. Je mehr Sie auf die 40 zugehen, desto kritischer sollten Sie beim Schminken Ihrer Augen vorgehen: Ungünstig geschminkte Augen heben Fältchen und Augenringe hervor.

Ab dem 40. Lebensjahr sollten Sie eher zum Dezenten tendieren. Die Augenpartie hat leider auch die Eigenschaft, im Lauf der Jahre an Spannkraft zu verlieren. Mit Lidschatten in Puderform kommen Sie nun wahrscheinlich am besten zurecht. Er schlupft nicht so leicht in die Lidfalte wie die flüssigen Varianten und lässt sich obendrein mit den Fingerspitzen besser korrigieren. Perlmuttglanz und kräftige Farben sollten Sie den Hauptdarstellerinnen in Liebesfilmen überlassen – jetzt ist dezente Eleganz angesagt. Im Prinzip können Sie Ihre Augen schminken wie gewohnt, nur alles etwas feiner. Aufkommende Fältchen und Augenringe sollten Sie durch einen schwarzen Strich am unteren Lidrand nicht auch noch betonen. Überlegen Sie, Ihre Wimpern statt mit hartem Schwarz mit einer weichen Farbe wie Schiefer oder Braun zu tuschen.

Spezielles für die Wimpern

Wimpern wie ein Model und Augenschlag wie ein Star – davon träumen viele Frauen ihr Leben lang und hantieren eifrig mit Wimperntusche (die in der Kosmetiksprache Mascara genannt wird). Neben Schwarz bringen Lila, Blau oder Grün den gewissen Glamour. Doch ab einer gewissen Altersstufe sollte es nicht mehr ganz so bunt zugehen. Ersetzen Sie zudem hartes Schwarz durch weiche Farbtöne.

Der Trick beim Wimperntuschen ist, jedes einzelne Wimperchen vom Ansatz bis zur Spitze mit Mascara zu umhüllen und dennoch den gefürchteten »Fliegenbeinen« zu entgehen. Das gelingt mit etwas Übung und dank der ausgefeilten Bürstchen, mit denen Sie die Wimperntusche in zweimaligem Durchgang auftragen. Wenn nötig, trennt ein Wimpernkämmchen alle Härchen fein säuberlich. Natürlicher wirkt es, wenn Sie nur die oberen Wimpern tuschen. Zusätzliche Mascara auf den unteren Wimpern macht den Blick schwer. Wer sich die Wimpern färben lässt, braucht meist nur noch die Spitzen zu tuschen.

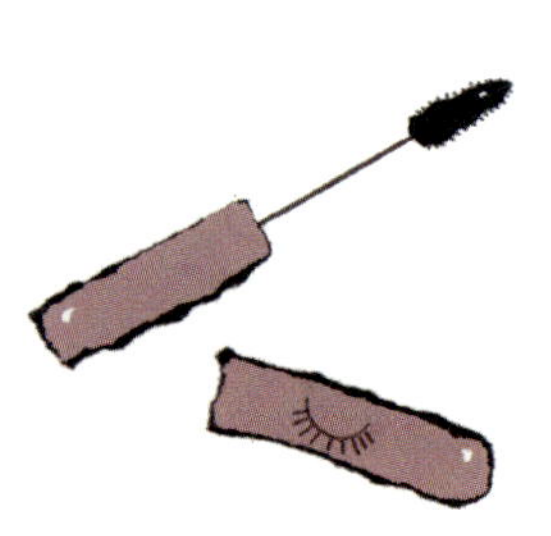

Manche Frauen benutzen eine Wimpernzange, um den Wimpern den gewünschten Schwung nach oben für einen verführerischen Wimpernschlag zu verleihen. Tun Sie das nicht! So ruinieren Sie nur Ihre Wimpern – früher oder später brechen sie ab. Die meisten Mascarabürstchen bringen die Wimpern quasi von alleine nach oben. Wenn Sie nachhelfen wollen, verwenden Sie die Finger oder ein dafür vorgesehenes Wimpernbürstchen.

Ein Mund zum Küssen schön

Noch so ein Frauentraum: volle, rot glänzende Lippen. Rot und glänzend bekommen Sie mit Farbe hin, die mehr oder weniger vorhandene Fülle haben Sie schon mit auf die Welt gebracht. Wie auch immer Ihre Lippen aussehen, eines ist sicher: Dank regelmäßiger Pflege sind sie schöner. Dazu gehört, täglich bzw. mehrmals am Tag, wenn Sie zu trockenen Lippen neigen, ein Lippenpflegemittel aufzutragen, und geschminkte Lippen abends sorgfältig abzuschminken. Die Pflegemittel reichen vom einfachen Lippenbalsam bis hin zu Cremes, deren Inhaltsstoffe die Lippen etwas aufpolstern. Mit einer weichen bis mittelharten Zahnbürste können Sie Ihre Lippen vorsichtig bürsten, um ihre Durchblutung zu fördern und trockene Haut zu entfernen. Reißen Sie diese Haut aber auf keinen Fall ab – das verursacht an der empfindlichen Lippenhaut Verletzungen, die sich schnell zu hässlichen Entzündungen auswachsen können.

Gut konturiert ist die halbe Miete

Ob Mann oder Frau – die meisten Menschen achten nicht nur auf die Augen, sondern auch auf die Lippen, wenn sie einem ins Gesicht schauen. Eigentlich ein guter Grund, nicht auf die Schnelle den Mund anzumalen. Ziehen Sie als Erstes mit einem Lipliner die Lippenkonturen nach. Das bringt mehrere Vorteile mit sich:

- Lippen mit weichen, »zerfließenden« Konturen bekommen eine klare Abgrenzung. Die weichen Konturen können von

Natur vorhanden sein oder treten auf, wenn der Lippenrand mit zunehmendem Alter verblasst.

- Der Lipliner verhindert, dass die Lippenstiftfarbe verschmiert wirkt, was recht schnell der Fall sein kann, wenn sich haarfeine Fältchen gebildet haben.
- Sie können Ihre Lippenform optimieren. Wenn Sie beispielsweise eine große Unterlippe nicht ganz so randnah konturieren, wirkt sie kleiner.

Der Lipliner sollte zur Farbe des Lippenstiftes passen: Dunkle Umrandungen wirken – zumindest ab einem gewissen Alter – vulgär. Und was ist mit einem Permanent-Make-up, das Tag und Nacht perfekt konturierte Lippen verspricht? Überlegen Sie sich gut, ob Sie jeden Tag geschminkte Lippen haben wollen. Selbst an die Hautfarbe angepasste Pigmentierungen sind nicht zu übersehen.

Malen Sie wie ein Meister

Egal, ob Sie auf einen einzigen Lippenstift schwören oder eine ganze Batterie davon besitzen – wählen Sie Ihren Lippenstift sorgfältig aus. Mit der falschen Farbe oder einem Stift, der Ihre Lippen austrocknet und schrumpeln lässt, versetzen Sie Ihren Verjüngungsbemühungen einen Tiefschlag. Etwa ab dem 35. Lebensjahr gilt z. B.: Blasse Farben wirken leblos, während Perlmuttfarben zu aufdringlich sind und einem nur in jungen Jahren gut zu Gesicht stehen. Orientieren Sie sich an den nachfolgenden Tipps.

- **Beschaffenheit:** Cremige, feuchtigkeitsspendende Lippenstifte bröseln nicht und setzen sich nicht so schnell in den Lippenfältchen ab. Außerdem schmeichelt ihr dezenter Schimmer dem Gesicht.
- **Lipgloss:** Der verführerische Lippenglanz ist keineswegs nur Teenies vorbehalten. In jungen Jahren soll Lipgloss den sexy Look unterstreichen – was auch später nicht schaden kann. Sein Zauber liegt jedoch auch noch auf einem ganz anderen Feld, das leider den Preis in die Höhe treibt: die Inhaltsstoffe. Lipgloss der oberen Preisklasse sind mit Wirkstoffen angereichert, die die Lippenfältchen kaschieren und die Lippen voller aussehen lassen – ein nicht zu unterschätzender Verjüngungseffekt!
- **Die Farbe:** Ein Fehlgriff bei der Farbe kann um Jahre älter machen. Viele Frauen wissen das und verzichten in späteren Jahren entweder ganz auf den Lippenstift oder wählen eine völlig unscheinbare Farbe. Das muss nicht sein, denn jenseits der 40 ist die Lippenstiftfarbe unsere Freundin. Solange man sich nicht auf kalte, blaustichige Rottöne versteift, ist die Bahn frei für verjüngende Farben. Auch für Rot? Warum nicht, wenn es zur Palette der warmen Rottöne zählt, also z. B. zum tiefen Paprikarot tendiert. Warme Farbtöne sind das Stichwort: Sie lassen das Gesicht weicher wirken und harmonieren gut mit einem dezenten Augen-Make-up. Probieren Sie auch Farben aus, die ins Beige oder Braun gehen, wie beispielsweise Ziegelrot, Zimt oder Karamell.
- **»Maltechnik«:** Ziehen Sie nicht einfach den Lippenstift über die Lippen, sondern malen Sie die mit dem Lipliner begrenzten Flächen mit einem Pinsel aus. Damit schaffen Sie

nicht nur einen weichen Übergang zu den Lipliner-Konturen, sondern Sie können auch die Farbe besser dosieren. Tragen Sie die Farbe mit kurzen Pinselstrichen gleichmäßig auf. Hören Sie in dem Moment auf, in dem Sie das Gefühl haben, es fehlt noch ein bisschen Farbe. Genau dieses Etwas wäre der Tic zu viel. Drücken Sie die Lippen ganz kurz auf ein Papiertuch und legen Sie eventuell transparenten Lipgloss auf. Und zum Abschluss: Was macht Ihre Lippen super sexy? Wenn Sie auf die Mitte der Unterlippe einen Tupfer Lipgloss setzen, der gold oder silbern schimmernde Partikel enthält.

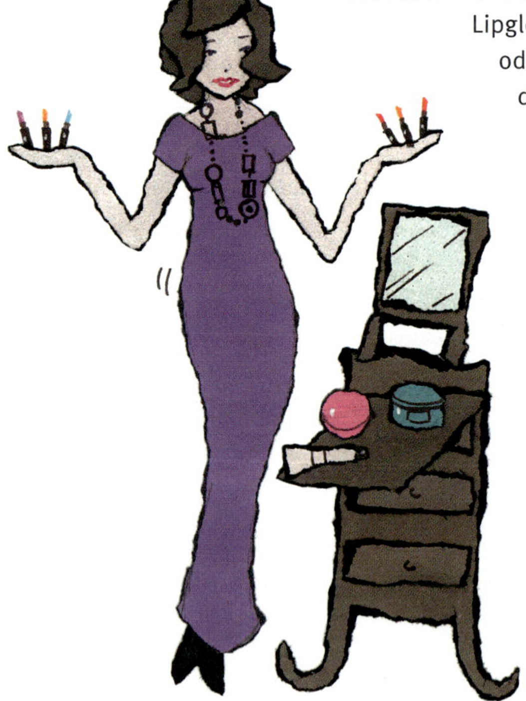

Für einen gepflegten Körper

Gepflegte Hände und Füße

Man kann ein glattes Gesicht und eine erstklassige Figur haben, doch die Hände und Füße verraten das Alter. Vergessen Sie also niemals, diese ganz besonders zu pflegen.

Zeigt her eure Hände

Das Gesicht mag noch so glatt und der Körper noch so straff sein – unsere Hände verraten unser Alter. Widmen Sie ihnen genügend Aufmerksamkeit – ab einem gewissen Alter verzeihen die Hände Vernachlässigungen kaum noch.

Die Visitenkarte Ihrer Hände sind die Fingernägel. Manche Frauen schwören auf Nagel- oder Kosmetikstudios und gehen einmal in der Woche zur Maniküre. Geschickte Hände bringen Fingernägel in eine saubere Form – rund oder eckig, je nach Trend und Wunsch. Die Nägel können mit Nagellack von klassischem Rot bis zu trendigem Aubergine oder anderen schmückenden Utensilien wie Kunstnägeln mit hübschen Mustern zusätzlich aufgepeppt werden.

Anderen Frauen ist das zu teuer und zu zeitaufwendig – sie machen sich selbst ans Werk. Hier einige Tipps:

- Die Finger vor dem Feilen in lauwarmem Wasser baden. Einige Tropfen Oliven- und Mandelöl im Wasser machen aus dem Einweichen ein regelrechtes Fingerverwöhnbad.

- Feilen Sie Ihre Nägel mit Geduld – gehen Sie nicht mit der Feile darüber, als seien sie ein Stück Eisen, das gekürzt werden muss.
- Nagelhaut mit einem abgerundeten Stäbchen, z. B. einem Rosenholzstäbchen, zurückschieben und überschüssige Haut vorsichtig mit der Nagelschere entfernen.
- Die Hände mit einer Anti-Aging-Handcreme eincremen. Die Creme sanft in jeden Finger und ins Nagelbett einmassieren.
- Dass Sie zu Beginn der Maniküre den alten Nagellack entfernen, sofern vorhanden, sollte sich von selbst verstehen. Ob Sie zum Abschluss Ihre Fingernägel nur polieren, einen pflegenden farblosen Lack auftragen oder sie mit Farbe krönen, bleibt ganz Ihrem Geschmack überlassen. Wenn Sie gepflegte, schönen Fingernägel haben, können Sie ruhig einen auffälligen Nagellack verwenden.

PFLEGETIPP:
Für die besondere Pflege einmal in der Woche die Hände vor dem Zubettgehen mit einer feuchtigkeitsspendenden Handcreme eincremen. Über Nacht Baumwollhandschuhe tragen. Am nächsten Morgen werden Ihre Hände fast so weich und glatt wie ein Kinderpopo sein.

Zeigt her eure Füße

Auch unsere Füße verdienen regelmäßige Pflege – schließlich tragen sie uns ein Leben lang, nicht nur im Sommer, wenn offene Schuhe sie mehr ins Blickfeld rücken. Hier einige Pflegetipps für die Pediküre:

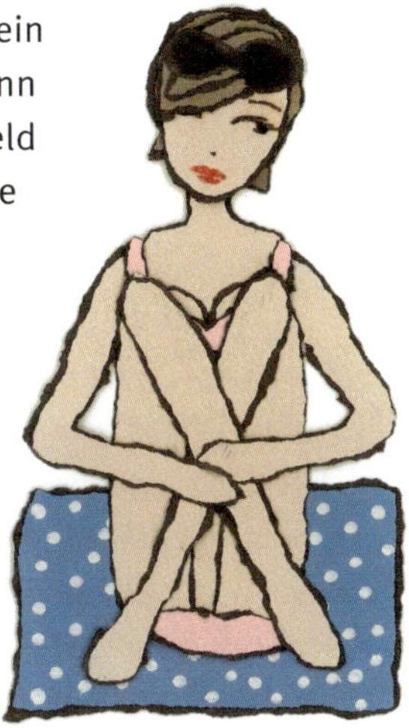

- Bei den Zehennägeln gehen Sie im Prinzip genauso vor wie bei den Fingernägeln – mit einem markanten Unterschied: Die Zehennägel immer gerade abschneiden, sonst wachsen die Ecken ein.
- Rücken Sie der Hornhaut auf sanfte Weise, mithilfe einer Anti-Hornhautcreme oder eines Bimssteines, zu Leibe. Falls Sie einen Hornhauthobel verwenden möchten, gehen Sie vorsichtig vor – nicht zu stark reiben, sonst kann es zu schmerzhaften, teilweise langwierigen Verletzungen kommen.
- Wie bei den Händen heißt es auch bei den Füßen: cremen, cremen, cremen – und um weiche Haut zu bekommen, einmal in der Woche die frisch gebadeten, eingecremten Füße über Nacht in Baumwollsocken packen.

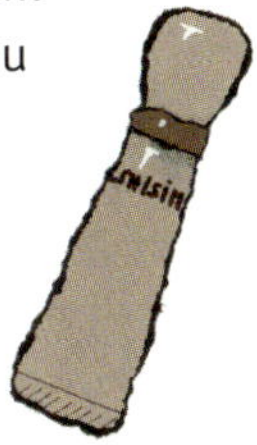

CREMETIPP:

Fußcremes sind kein Luxus. Da sie mit bestimmten Inhaltsstoffen angereichert sind, tragen sie nicht nur zur Schönheit Ihrer Füße bei, sondern helfen auch bei alltäglichen Fußproblemen. Fußsalbe mit Arnika oder Aloe vera beispielsweise tut brennenden und empfindlichen Füßen besonders gut.

LACKIERTIPP:

Lackieren Sie Ihre Zehennägel in der kalten Jahreszeit, in der Ihre Füße ständig in geschlossenen Schuhen stecken, möglichst selten. Wenn über einen längeren Zeitraum hinweg nur wenig Luft an die Füße kommt, ersticken die Zehennägel förmlich unter dem Lack und trocknen aus. Der täglich getragene Lack sollte der »luftigen Zeit« von Mai bis September vorbehalten bleiben.

GESUNDHEITSTIPPS:

Eingewachsene Zehennägel, Hühneraugen oder Schwielen gehören in die Hand von Podologen (medizinische Fußpfleger). Warten Sie mit der Behandlung nicht zu lange, denn ehe Sie sich versehen, humpeln Sie regelrecht durch die Gegend und können Ihre schicken Schuhe für eine ganze Weile vergessen – jünger wirken Sie auf diese Weise garantiert nicht.

Weg mit den Haaren

Den Kopf ausgenommen, wünschen sich die meisten Frauen ihren Körper als haarfreie Zone. Weder in den Achselhöhlen noch auf den Beinen sollen die Härchen sprießen. Bei vielen Frauen finden selbst die Haare in der Bikinizone keine Gnade – mitunter bekommt der Schambereich eine zierliche Frisur verpasst, die einen so netten Namen trägt wie Irokese oder Landing Strip. Mittels Depilation wie Rasur und dem Einsatz von Enthaarungscreme oder Epilation durch Wachs, Epilierer oder Laser geht's den Haaren an den Kragen. Bis auf die Laserepilation befreit jedoch keine Methode dauerhaft von der Behaarung.

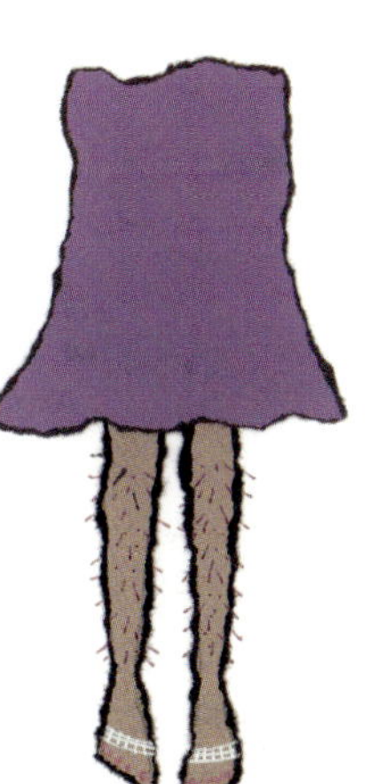

Mit scharfer Klinge

Rasieren ist die klassische Methode. Damenrasierer oder Ladyshaver nennen sich die Apparate für die Nass- oder Trockenrasur, bei der die lästigen Härchen depiliert werden – das heißt, nur der sichtbare Teil des Haares wird entfernt, während der Rest samt Haarwurzel im Haarbett (Haarfollikel) verbleibt. Letzterem haben wir die harten Haarstoppeln zu verdanken, die nach jeder Rasur im Nu zum Vorschein kommen und den erneuten Griff zum Rasierer nach sich ziehen.

Selbstverständlich fehlt es auch nicht an »Rasierbedarf für Damen« – eigens auf die zarte Haut von Frauen abgestimmt.

TIPP:
Vorab ein Tipp für Ihre Waden, die am häufigsten Blicken ausgesetzt sind (sofern Sie nicht ausschließlich Hosen tragen). Machen Sie einen Tag nach dem Enthaaren ein Peeling und cremen Sie die Haut großzügig mit einer gehaltvollen Feuchtigkeitscreme ein. Das macht die Haut glatt und sexy.

Diese mit pflegenden Stoffen angereicherten Produkte wie z. B. Rasierschaum, Pre- oder Aftershave machen tatsächlich Sinn, weil sie Hautreizungen und Entzündungen vorbeugen. Dank der ausgefeilten Technik der modernen Rasierer ist die Verletzungsgefahr zwar gering, doch regelmäßiges Rasieren reizt die Haut – und winzig kleine Verletzungen lassen sich nicht vollkommen ausschließen.

Mit Enthaarungscremes

Diese Cremes bieten Depilation auf chemischem Wege. Ein spezieller Inhaltsstoff (Thioglykolsäure) löst nur den sichtbaren Teil des Haares auf, während der Rest unversehrt bleibt. Infolgedessen ist auch hier die »Haarfreiheit« nicht von langer Dauer. Der Vorgang läuft zwar völlig schmerzfrei ab, hat aber doch seine Tücken. Der unangenehme Geruch der Cremes lässt sich noch einigermaßen ertragen, aber die möglichen allergischen Reaktionen sollte man nicht unterschätzen. Wer diese Methode anwenden möchte, sollte den Beipackzettel sorgfältig lesen – und den Empfehlungen folgen!

Mit Wachs – in einem Ratsch

Beim Enthaaren mit Warm- oder Kaltwachs reißen Sie das ganze Haar samt der Haarwurzel aus. Dabei wird der Haarfollikel, die Produktionsstätte des Haars, nicht zerstört, sodass die Haare nach einiger Zeit wieder nachwachsen. An den Beinen angewendet, hält sich der Schmerz noch halbwegs in Grenzen. Achselhöhlen und erst recht den Schambereich sollten Sie allerdings einem Wachsspezialisten in einem Kosmetikstudio überlassen. Der gekonnte Ruck, mit dem ein Profi das Wachs abzieht, tut zwar auch weh, ist aber weniger schmerzhaft, als wenn man mit ungeübter Hand selbst an diesen höchst schmerzempfindlichen Stellen herumhantiert.

Mit dem elektrischen Epilierer

Manche Frauen schwören auf elektrische Epiliergeräte, bei denen rotierende Walzen das ganze Haar entfernen. Andere lehnen diese Apparate ab, weil die schmerzhafte Prozedur lange dauert und bei manchen Geräten viele Haare stehen bleiben.

Mit dem Laser – auf Nimmerwiedersehen

Laserepilation heißt die Methode, die Ihnen auf Dauer alle Enthaarungsprozeduren erspart. Bei der Behandlung mit Laserlicht werden die Haarwachstumszellen, die Haarfollikel, zerstört. Infolgedessen können die Haare nicht mehr nachwachsen. Den wenigen Follikeln, die den Laser eventuell überstehen, entsprießen nur noch zarte, hellere Härchen. Was brauchen Sie zu diesem haarfreien Glück? Einige Hundert Euro, einen erfahrenen Arzt sowie etwas Geduld und Zeit.

Wichtig zu wissen

- Eine Laserepilation muss von einem Arzt durchgeführt werden.
- Da nur dunkle Melanine (Farbpigmente der Haut und Haare) auf das Laserlicht ansprechen, ist die Behandlung bei hellen, grauen, weißen oder gebleichten Haaren unmöglich.
- Ein ausführliches Beratungsgespräch ist unerlässlich. Der Arzt begutachtet nicht nur, ob die Laserbehandlung an den von Ihnen gewünschten Stellen infrage kommt, sondern stellt Ihnen auch gesundheitsbezogene Fragen, die Sie ehrlich beantworten sollten.
- Etwa vier Wochen vor der ersten Sitzung sollten Sie die Haare an der betroffenen Stelle nicht mehr entfernen oder bleichen.
- Ihre Haut darf nicht von der Sonne gebräunt sein, sonst kann das Laserlicht Ihre Haut verbrennen. Sonnengebräunte Frauen wird jeder kompetente Arzt nach Hause schicken und sie bitten, erst dann wiederzukommen, wenn die Sonnenbräune abgeklungen ist.
- Halten Sie sich generell an die Vorgaben des Arztes!

Wie läuft die Behandlung ab?

Als Erstes (häufig schon zwei Tage im Voraus) wird die zu behandelnde Hautzone rasiert und anschließend dem Laserlicht ausgesetzt. Die Melanine absorbieren den Laserstrahl und erhitzen sich so, dass die Haarfollikel zerstört werden, ohne dass deren Umfeld geschädigt wird. Bei der Einstellung des Lasergerätes berücksichtigt der Arzt verschiedene individuelle Faktoren, z. B. Haardichte, Haarfarbe und Hauttyp. Sowohl Sie als auch der Arzt tragen bei der Behandlung eine Schutzbrille.

Wie lange dauert die Behandlung?

Abhängig von der ganz individuellen Ausgangssituation, bei der Alter, Haar- und Hauttyp eine Rolle spielen, kann sich die Behandlung wochen- bis monatelang hinziehen. In der Regel sind etwa sechs Sitzungen nötig – es können aber auch zehn oder zwölf werden. Je nach Behandlungszone liegt die Dauer der einzelnen Sitzungen zwischen 15 Minuten und vier Stunden. Den Enthaarungserfolg können Sie meistens schon nach der ersten Sitzung feststellen.

Schmerzfaktor und Gefahren

Während der Behandlung spüren Sie eine Art Kribbeln, das an empfindlichen Zonen wie dem Schambereich oder den Oberschenkeln schmerzhaft sein kann. An den Unterschenkeln und in der Achselhöhle wird es normalerweise nicht als Schmerz empfunden. Da das Schmerzempfinden individuell unterschiedlich ist, sollten Sie bereits im Beratungsgespräch das Thema »örtliche Betäubung« ansprechen.

Nach der Behandlung brennt die Haut. Schnelle Linderung verschafft eine vom Arzt verschriebene Hautcreme. Innerhalb von zwei Tagen ist das Brennen abgeklungen – bis zur nächsten Sitzung. Wenn Sie das Ganze überstanden haben, können Sie dauerhafte »Haarfreiheit« genießen.

Ein kompetenter Arzt wird Sie im Beratungsgespräch ausführlich über mögliche Risiken der Laserepilation informieren. In Gefahr bringen Sie sich vor allem dann, wenn Sie nach der Behandlung die Anweisungen des Arztes nicht befolgen. Er wird Ihnen sagen, wann Sie die epilierte Haut wieder der Sonne aussetzen dürfen. Halten Sie sich daran – andernfalls riskieren Sie unauslöschliche Flecken auf der Haut! Es ist daher naheliegend, eine Laserepilation im Herbst oder Winter durchzuführen.

Und was ist mit dem Damenbart?

Viele Frauen haben mit einem Damenbart zu kämpfen – häufig erst in fortgeschrittenem Alter, manchmal aber auch schon in jungen Jahren. Niemand mag diesen mehr oder weniger sichtbaren Schnurbart – also nimmt man an dieser schmerzempfindlichen Stelle einiges in Kauf, um ihn loszuwerden. Bis auf die Laserepilation eignen sich Haarentfernungsmethoden für den Damenbart nicht. Auf das Rasieren folgen innerhalb von ein, zwei Tagen hässliche Stoppeln, Wachs, Enthaarungscremes und elektrische Epilierer können Hautreizungen mit Rötungen und Pickelchen verursachen, die nicht so schnell wieder verschwinden.

Bleibt also das altbewährte Zupfen mit einer Pinzette. Das tut zwar ziemlich weh, muss regelmäßig in relativ kurzen Abständen vorgenommen werden und erfordert Geduld und Zeit, reizt die Haut aber in der Regel nur kurzfristig. Am besten zupfen Sie abends nach dem Abschminken und Reinigen Ihres Gesichts. Bei Bedarf können Sie über Nacht eine für empfindliche Haut geeignet Heilsalbe auftragen.

Ganz gleich, welche Methode Sie bevorzugen oder vertragen oder ob Ihnen das »Bärtchen« bisher egal war – in dem Verjüngungsprozess, in dem Sie sich gerade befinden, ist ein Damenbart fehl am Platz!

Eine Frisur, die jünger macht

Jetzt geht es um die Haare auf unserem Kopf, die mehr über unser Alter und unsere Lebensweise verraten, als uns lieb ist. Das fängt bei ihrer Beschaffenheit an, geht über die Farbe und endet bei der Frisur. In allen drei Bereichen können Sie einiges tun, um Effekte zu erzielen, die Sie jünger und vitaler aussehen lassen.

Gut gepflegte Haare lassen die Jahre verschwinden

Stumpfe, ausgetrocknete oder fettige, schlaffe Haare und Spliss in den Spitzen sehen nicht nur ungepflegt aus, sondern machen uns um etliche Jahre älter. Um das Gegenteil zu erreichen, brauchen Sie Ihr Geld aber nicht zum teuersten Friseur der Stadt zu tragen.

Beim Shampoo fängt es an

Hauptsache sauber – diesem Motto folgen viele Frauen, wenn sie sich täglich oder alle zwei Tage die Haare waschen. Manche nehmen dabei den Begriff Haarwaschmittel allzu wörtlich – und greifen zum nächstbesten Shampoo. Damit lassen sie sich aber die Chance entgehen, ihre Haare gewissermaßen in einem Aufwasch gut zu pflegen. Zwischen Shampoos für feines, fettiges, strapaziertes oder gefärbtes Haar bestehen erhebliche Unterschiede im Hinblick auf die Zusammensetzung der Inhaltsstoffe. Wenn Sie sich öfter als zweimal wöchentlich die Haare waschen, lohnt es sich, das Shampoo exakt auf den Haartyp und eventuelle Besonderheiten (gefärbt, trocken usw.) abzustimmen. So können Sie Ihr Haar gleichzeitig schonen und pflegen.

Richtig waschen ist halb gepflegt

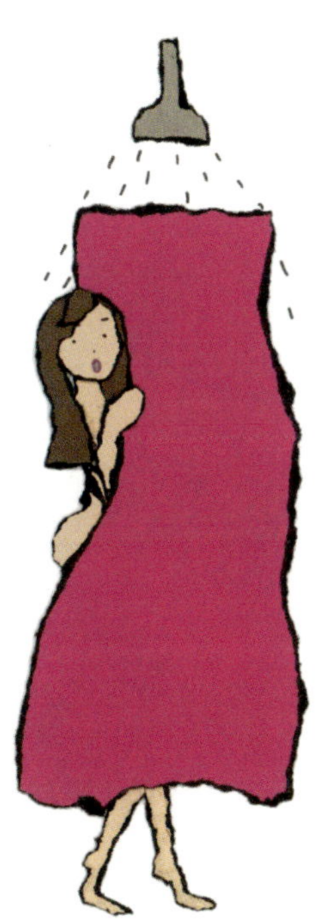

Verwenden Sie möglichst wenig Shampoo – von einem hochwertigen Produkt genügt bei mittellangem Haar ein haselnussgroßer Klecks. Verreiben Sie das Shampoo leicht auf den Handflächen und bringen Sie es auf dem klatschnassen Haar am Scheitel zum Schäumen. Danach beziehen Sie die längeren Haare mit ein und fügen etwas warmes Wasser hinzu. Seien Sie sanft zu Ihren Haaren: Schrubben Sie Ihren Kopf nicht wie einen schmutzigen Teppichboden.

Anschließend heißt es: mit warmem Wasser spülen, spülen und noch mal spülen, bis das Haar »quietscht«, wenn Sie es mit der Hand zusammendrücken. Ein kalter Guss zum Schluss verleiht gesundem Haar einen schönen Glanz.

Ab und zu eine zusätzliche Pflege

Pflegespülungen sind natürlich eine gute Sache, aber meist nur einmal in der Woche nötig. Wenn Sie sie zu häufig verwenden und nicht vollständig aus dem Haar waschen, wird das

Haar schwer. Den angestrebten Effekt – glänzendes Haar, das sich leicht auskämmen lässt – erreicht man auch mit einem Shampoo, das sich aus Haarwaschmittel und Pflegespülung zusammensetzt. Das funktioniert aber nicht bei jedem Haartyp. Probieren Sie es aus – am besten an einem Tag, an dem Sie Zeit haben, Ihr Haar zur Not ein zweites Mal mit einem anderen Shampoo zu waschen.

Eine zu Ihrem Haartyp passende Repair- oder Antispliss-Haarkur, die Sie unter einem Handtuch einwirken lassen, tut Ihrem Haar besonders gut, wenn es vermehrt ungünstigen Bedingungen ausgesetzt ist, z. B. geheizten Räumen oder Wind und Wetter.

Trockenshampoo

Wer kennt noch das Pulver, das ohne einen Tropfen Wasser im Nu die Haare »wäscht«? Nach Meinung vieler Friseure ist es heute zu Recht fast vergessen, weil beispielsweise Haare, die zur Trockenheit neigen, es nicht sonderlich gut vertragen. Wer jedoch aus irgendeinem Grund im Handumdrehen seine Frisur auffrischen muss und keine Zeit zum Haarewaschen hat, kann durchaus hin und wieder zu einem qualitativ hochwertigen Trockenshampoo greifen. Man sprüht das Pulver aus etwa 20 cm Entfernung strähnenweise an den Haaransatz und lässt es drei Minuten einwirken. Nach sorgfältigem Ausbürsten stellt sich dann die gewünschte Frische ein.

Sehr trockenem oder stark strapaziertem Haar verleiht eine Haarkur, die Sie über Nacht einwirken lassen, neuen Glanz. Dafür massieren Sie eine besonders gehaltvolle Haarkur am Abend in die gewaschenen Haare ein. Anschließend wickeln Sie ein vorgewärmtes Handtuch um den Kopf. Damit das Handtuch über Nacht an Ort und Stelle bleibt, sichern Sie es mit einem Kopftuch, das Sie unter Ihrem Kinn überkreuzen und hinten am Hals verknoten. Ihre Haare glänzen nach solch einer Prozedur wie Seide – und fühlen sich auch so an.

Trocknen, ohne auszutrocknen

Haare mit dem Fön zu trocknen und zu stylen ist einfach. Ja, sofern Sie den Fön und seine heiße Verwandtschaft wie Frisierstab oder Trockenhaube so handhaben, dass Ihre Haare nicht austrocknen oder anderweitig beschädigt werden. Hier einige Tipps, um Schaden von Ihren Haaren abzuwenden.

- Zu heiße Luft trocknet Ihre Haare aus und raubt ihnen damit den Glanz und die Elastizität. Egal, ob Sie »nur« fönen oder auch stylen: Nehmen Sie sich so viel Zeit, dass Sie alle ein, zwei Minuten zwischen der mittleren und untersten Gebläsestufe wechseln können. Die stärkste Stufe sollten Sie, wenn überhaupt, Ihrem Haar nur einige Sekunden lang zumuten. Das Gleiche gilt für Trockenhauben.
- Verwenden Sie einen Schaumfestiger, der zu Ihrem Haartyp passt und für Fönfrisuren geeignet ist.
- Zum Stylen sollten die Haare fast trocken sein. Verwenden Sie zum Stylen keine Rundbürste mit Metallborsten, die

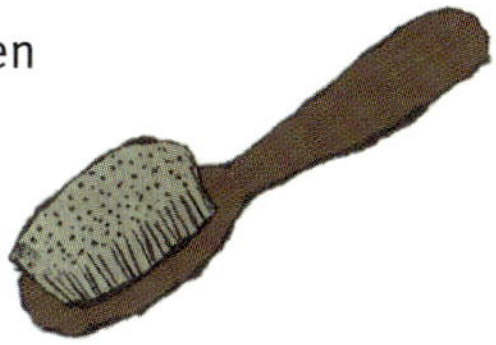

sich zwangsläufig aufheizen. Durch den direkten Kontakt mit dem heißen Metall können Ihre Haare brechen.

- Moderne Frisierstäbe verleihen kurzen Haaren Stand, frischen Locken auf oder glätten krause Haare. Da sich die Hitzeeinwirkung auf feine Haarsträhnen konzentriert, sollten Sie solche Geräte jedoch nicht zu häufig verwenden.

Nahrungsergänzungsmittel für die Haare?

Eine ganze Reihe von Vitaminen und Spurenelementen spielen beim Haarwuchs und bei der Beschaffenheit unserer Haare eine wichtige Rolle. Präparate in den unterschiedlichsten Wirkstoffkombinationen sind in Apotheken, Drogerien und sogar in Supermärkten erhältlich und erwecken den Eindruck, als sei eine derartige »Nahrung für die Haare« unentbehrlich. In besonderen Fällen, wie bei Mangelerscheinungen aufgrund falscher Ernährung oder bedingt durch gesundheitliche Probleme, haben diese Hilfsmittel sicherlich eine Berechtigung. Doch wenn Sie sich gesund und nährstoffreich ernähren, können Sie guten Gewissens auf diese Mittel verzichten.

Runter mit den Haaren!

Frauen mit langen Haaren werden jetzt natürlich aufschreien. Doch mal Hand aufs Herz: Sieht Ihre Langhaarfrisur wirklich noch so toll aus wie vor 15, 20 oder 25 Jahren? Sehen Sie sich nur mal in die Jahre gekommene Stars an. Kommt Madonna mit Kurzhaarfrisur nicht wesentlich flotter rüber als mit mehr oder weniger wallender Mähne?

Tipps für den Weg zur »jungen« Frisur

Unterziehen Sie Ihre Haare einer kritischen Prüfung – am besten zusammen mit Ihrem Friseur, der Ihnen sicher genau erklären kann, warum der Zauber langer Haare mit der Zeit nachlässt. Ab einem gewissen Alter schleichen sich nicht nur graue Haare ein, die Haare verlieren auch an Spannkraft, werden feiner, wachsen spärlicher – und die Mähne verwandelt sich in schlaffe Strähnen. Das alles sind Schwächen, die sich mit kürzeren Haaren weitaus besser kaschieren lassen.

Legen Sie zwei Fotos nebeneinander – ein aktuelles und eines aus Ihren jüngeren Jahren. Achten Sie auf die Partien rechts und links vom Kinn. Wirken die immer noch so straff wie früher? Oder tendieren sie nicht eher nach unten zu den Hängebäckchen – den Alterungszeichen, die sich ab 30 oder 35 langsam bilden und die Gesichtskonturen verschwommener machen? Lange Haare verstärken das schwammigere Oval, während kürzere Haare eine Art optisches Facelifting bewirken können.

Niemand verlangt von Ihnen, mit streichholzkurzen Stoppeln herumzulaufen – oft bewirken nur ein paar Zentimeter weniger schon wahre Verjüngungswunder. Suchen Sie sich einen Friseur, der Sie nicht des Jugendlichkeitswahns verdächtigt, sondern Fingerspitzengefühl für Ihren Wunsch besitzt, Ihr wahres Alter geringfügig zu kaschieren. Hier einige grundlegende Tipps:

- Feines Haar kürzen, bis es so füllig wie möglich fällt, anstatt schlaff herabzuhängen.
- Beim Stufenschnitt schaffen einige Fransen im Gesicht einen weichen Übergang.

- Eine leicht zerzauste Frisur wirkt frischer als eine, bei der jedes Härchen seinen Platz hat.
- In einer geraden Linie geschnittene Haarspitzen wirken zu streng – ein leicht »ausgefranster« Schnitt kommt dem Verjüngungseffekt eher entgegen.
- Kurze Löckchen wirken oft altbacken.

Mut zur (Haar-)Farbe

Wann die ersten grauen Haare auftreten, hängt von sehr individuellen, meist genetischen Faktoren ab. Manche Frauen lassen den Dingen dann einfach ihren Lauf, andere liebäugeln mit Strähnchen, die das aufkommende Grau verdecken, oder mit einem kastanienrot oder hellblond gefärbten Schopf. Mit etwas Mut zur Farbe findet sich eine attraktive Lösung. Das Silbergrau mit lilafarbenem Schimmer, das ältere Damen früher so liebten, ist heute allerdings nicht mehr in Mode.

Graue Haare, was tun?

Es gibt Frauen, die mit grauen Haaren sehr gut aussehen. Einem großen Teil der nicht mehr ganz so jungen weiblichen Wesen läuft es jedoch kalt den Rücken hinunter, wenn die ersten grauen Fäden aufblitzen. Graue Haare machen zwar nicht auf Anhieb alt, aber zumindest älter. Gerade wenn das Grau sehr früh zutage tritt, genügen schon feine graue Strähnen, um eine 35-Jährige wie eine über 40-Jährige aussehen zu lassen. Darüber freut sich niemand!

Die Schlussfolgerung? Man versteckt die grauen Haare. Anfangs reicht eine Tönung aus, um die wenigen Silberfäden zu kaschieren. Strähnchen, Ton in Ton mit der ursprünglichen Haarfarbe, helfen ebenfalls eine ganze Weile, das Grau aus dem Blickfeld zu verbannen. Wenn aber der Haaransatz als zentimeterbreites graues Band zum Vorschein kommt, drängt sich die Frage nach dem Färben auf. Während dann bei manchen Frauen Panik aufsteigt, sehen es vor allem jene gelassen, die ihrem Haarschopf schon häufiger eine Farbauffrischung oder eine ganz andere Farbe gegönnt haben. Grund zur Panik besteht nun wirklich nicht. Die breite Palette haarschonender Tönungsmittel ermöglicht es jeder Frau, die Haarfarbe passend zum gewünschten Erscheinungsbild zu wählen.

Tipps fürs Haarefärben

Eine ganze Reihe von Frauen liebt Experimente und wechselt die Haarfarbe nach Lust, Laune und Lebensgefühl. Während sich eine 25-Jährige in dieser Hinsicht fast alles leisten kann, führen spontane Farbwechsel oder Strähnchen in krassen Farben bei Frauen um die 40 allerdings nicht zwangsläufig zu jugendlicherem Aussehen. Im Gegenteil: Der Schuss kann nach hinten losgehen. Um ab einem gewissen Alter unerwünschte Effekte zu vermeiden, lohnt es sich, die drei nachfolgenden Faustregeln zu beachten:

Orientieren Sie sich an Ihrer natürlichen Haarfarbe

Bei einer zu starken Abweichung von Ihrem natürlichen Haarton kommt man Ihnen wahrscheinlich schnell auf die Schliche. »Aha, gefärbt, da gibt's wohl schon einige graue Haare zu verbergen.« So etwas will niemand gerne hören oder in Gesichtern lesen. Wenn Ihnen die Wahl des passenden Farbtons schwerfällt, gönnen Sie sich einen Besuch bei einem Friseur, der – wie bereits erwähnt – durchaus zwischen Anti-Aging und Jugendlichkeitswahn zu unterscheiden weiß und Ihnen dabei helfen kann, Ihren ganz individuellen Farbton zu finden. Ton-in-Ton-Aufhellungen, die schöne Lichtreflexe zaubern, steht nichts im Wege.

Eine winzige Nuance heller darf es sein

Aber nicht dunkler! Wenn Ihre natürliche Haarfarbe dunkelbraun war oder ist, sollten Sie diesen Ton nicht vertiefen. Zu dunkle Farben wirken streng und machen älter. Scheuen Sie sich nicht, Ihre natürliche Haarfarbe um einen Hauch aufzuhellen, ohne jedoch dabei den Grundton außer Acht zu lassen. Ein fades Mittelblond lässt sich so unmerklich aufpeppen.

Geben Sie pflanzlichen Farben den Vorzug

Wenn Sie älter werden, werden Ihre Haare empfindlicher: Chemische Inhaltsstoffe wie Ammoniak setzen ihn stärker zu. Mit den natürlichen Pigmenten der auf pflanzlicher Basis hergestellten Farben kommt Ihr Haar besser zurecht. Friseure raten vermehrt zu diesen haarschonenden Farben, mit denen sich alles machen lässt – Strähnchen, Tönungen, Aufhellungen oder eine Färbung, die auch intensiveres Grau abdeckt.

Neuer Schwung für Ihr Outfit

Junge Mode macht jung. Dieser Ansicht folgen viele Frauen, die sich am Kleiderschrank ihrer Töchter bedienen oder beim Einkaufen zielstrebig der Abteilung »Young Fashion« zustreben. Warum auch nicht? Das kurze Kleidchen mit Leopardenmuster oder die Glitzerhose sitzen doch wie angegossen. Und auf Stilettos bewegen sie sich so leichtfüßig wie eine Gazelle. Wenn es die Figur hergibt – und auch wenn nicht –, kann man sich heutzutage alles erlauben. Die Zeiten, in denen der Dresscode von über 40-Jährigen nachtblaue Schneiderkostüme, plumpe Pumps und brave Twinsets verlangte, sind lange vorbei. Aber mal ganz ehrlich: Möchten Sie sich wie Paris Hilton kleiden? Oder kämen Sie sich bei dem ganzen »Junge-Mode-Trip« nicht doch vor wie »von hinten Lyzeum, von vorne Museum«? Ja? Dann sind Sie auf dem richtigen Weg.

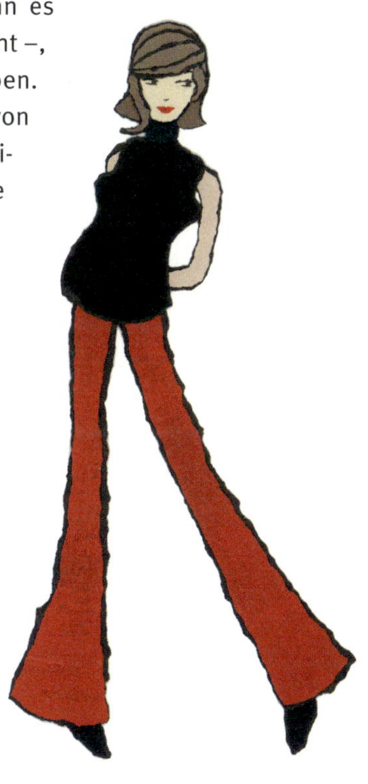

Also, was tun? Das eine sollen wir nicht, das andere wollen wir nicht (mehr). Einen persönlichen Stylisten können wir uns nicht leisten. Sollen wir uns etwa wieder einem, wenn auch modernisierten Dresscode unterwerfen? Nein, Sie brauchen nur zu überlegen, ob und was Sie an Ihrer Art, sich zu kleiden, ändern sollten, um ein modernes, aber dennoch zu Ihrem Alter passendes Erscheinungsbild zu erreichen. Anders gesagt: Ihre Kleidung sollte Sie weder älter noch verkrampft jung machen. Und zu diesem Zweck gibt es einige nützliche Richtlinien.

Besser keine Nummer kleiner

Kleidergrößen sind so eine Sache. Je nach Hersteller und Schnitt fallen die einzelnen Kleidungsstücke mal kleiner, mal größer aus. Doch wollen Sie sich wirklich in eine zu enge Klamotte quetschen, nur weil Ihre gewohnte Größe auf dem Etikett steht? Oder stöbern Sie womöglich grundsätzlich bei den »Traumgrößen« 36 und 38, nur weil Sie nicht wahrhaben wollen, dass eigentlich der Ständer mit der Größe 42 das Richtige für Sie wäre?

Lassen Sie sich von der Kleidergrößen-Phobie nicht an der Nase herumführen. Wählen Sie die Größe, bei der das Kleidungsstück tadellos sitzt. Nicht zu eng, denn das lässt Sie dicker wirken, als Sie sind, und bringt selbst kleine Speckfalten zum Vorschein. Nicht zu groß, denn auch wenn es mancher nicht glauben mag: Der Schlabberlook macht ebenfalls dicker – und obendrein älter. Bequem ist kein Argument für eine größere Größe: Bei wirklich gut sitzenden Kleidungsstücken engt nichts ein, zwickt und zwackt nichts. Kurz gesagt: Kaufen

Sie nur Kleidung, die passt wie angegossen. Der Lohn für die Sucherei und das mitunter endlose Anprobieren wird ein tolles Erscheinungsbild sein.

Betonen Sie Ihre Stärken

Liegt Ihr Augenmerk stets auf Ihren Problemzonen? Drehen Sie den Spieß doch mal um und sehen Sie sich im Spiegel an, wie viel Schönes es an Ihnen gibt, das Sie optisch in den Vordergrund rücken können. Falls es Ihnen schwerfällt, sich selbst objektiv zu betrachten, bitten Sie Ihren Partner, Ihre beste Freundin oder jemanden anderen, der Sie mag, um Mithilfe.

Indem Sie Ihre »schönen Stellen« mithilfe der Kleidung hervorheben, lenkt das wunderbar von sogenannten Schwächen ab. Wenn Sie schöne Beine haben, tragen Sie kniekurze oder knieumspielende Röcke. Ein hinreißendes Dekolleté betonen Sie mit einem Ausschnitt – allerdings ohne den halben Busen bloß zu legen.

Behaupten Sie jetzt bloß nicht, Sie hätten nichts zum Herzeigen. Jede Frau besitzt irgendeine sehenswerte Körperzone!

Finden Sie Ihren eigenen Stil

Den haben Sie bereits? Sehr gut, dann passieren Ihnen wahrscheinlich nur selten Modepannen. Oder vielleicht doch, weil Sie Ihren Stil seit Jahren nicht mehr überprüft haben. Im Lauf des Lebens verändert sich nicht nur das Aussehen, sondern auch das Lebensgefühl, das bei der Wahl des Stils ein Wörtchen mitreden sollte. Wenn Sie sich noch nie Gedanken über einen eigenen Stil gemacht haben, sehen Sie sich an, welche Kleidung verschiedene Stilrichtungen prägt – wobei wiederum das Alter eine Rolle spielt.

Bis ungefähr 40

- Sportlich wirkende Jeans, weiße Hemdblusen, Trenchcoat oder sportliche Jacken.
- In die sexy Richtung gehen figurbetonende Lamékleider, Röhrenjeans, kurze Westen, Rippenpullis und Kleidungsstücke mit Leopardenmuster.
- Zum klassischen Stil zählen schlichte T-Shirts, Hosenanzüge oder schmal geschnittene Kleider und Röcke.
- Schlichte Eleganz erzeugen schlicht geschnittene, aparte Kleidungstücke aus hochwertigen Stoffen wie Kaschmir in eleganten Farben, z. B. Schwarz, Grau oder Weiß.

Ungefähr ab 40

In ihren Grundzügen verändert sich bei den Stilen nichts. Wenn Sie bisher schon zu den Modebewussten gehörten, brauchen Sie Ihr Terrain nicht zu wechseln, sondern sollten nur wählerischer sein und nicht jedem Trend folgen. Achten Sie noch penibler auf die Schnitte und Muster. Hier einige Beispiele.

- Der sportliche Stil kann einerseits eine Aufwertung, andererseits einige Einschränkungen vertragen. Jeans mit Glitzersteinen sollen Sie nun nicht mehr tragen, genauso wie einen zu ausgeprägten Used-Look, der sich im Extrem in ausgefransten Löchern an den Beinen oder gar am Po äußert. Weiße Hemdblusen mit einer dezenten weißen Stickerei an der Knopfleiste oder den Manschetten nehmen dem Sportlichen die Strenge. Ziehen Sie Ballerinas oder Pumps statt flacher Treter in Betracht.

- Beim sexy Stil sollten Sie selbst bei optimaler Figur nicht mehr mit den um Jahre Jüngeren konkurrieren. In einem einfarbigen, gut sitzenden Kleid kann Ihre Ausstrahlung sinnlicher sein als im Leoparden-Look. Der körpernahe Rippenpulli sollte einem attraktiven T-Shirt weichen.
- In der klassischen Richtung spielen Blazer eine dominierende Rolle. Hier steht an erster Stelle der Schnitt, der abhängig von Ihren Proportionen figurnah oder leicht figurumspielend sein sollte. Auf Ihre individuellen Proportionen sollten Sie auch bei der Länge des Blazers achten. Ein Blazer in Gehrocklänge sieht gut aus, wenn die Beine nicht zu kurz und stämmig sind. In einem zu kurzen Blazer wirken Sie stämmiger, als Sie sind.

Ungefähr ab 50

Ein Mischung aus sportlich, klassisch und elegant könnte jetzt das Optimale sein. Achten Sie mehr denn je darauf, was Sie zu welchem Anlass anziehen. Auch bei der lockersten Kleiderordnung am Arbeitsplatz sollen Sie nicht in Jeans und Jeansbluse erscheinen. Haben Sie Mut zur Farbe, ohne es zu übertreiben. Machen Sie um alles Biedere einen großen Bogen und lassen Sie sich nicht einreden, eine geblümte Bluse wäre feminin, und verspielte Rüschen würden von einem etwas zu stämmigen Unterbau ablenken.

Klassiker für alle Fälle

Gibt es Kleidungsstücke, mit denen Sie immer gut angezogen und die nicht der Mode unterworfen sind? Ja, die Klassiker mit ihrer zeitlosen Eleganz – gewissermaßen die Eckpfeiler der Damenbekleidung, die eines gemeinsam haben: Sie sind teuer, leisten Ihnen aber über viele Jahre hinweg gute Dienste. Ob es sich für Sie lohnt, ein kleines Vermögen zu investieren, kommt auf Ihre persönlichen Lebensverhältnisse an. Hier die fünf nützlichsten Klassiker:

- Das kleine Schwarze ist die Nummer eins für Anlässe, die formelle Kleidung erfordern. Ob Firmenjubiläum, formelle Party, Opernbesuch oder Einladung zu einer Hochzeit – mit ihm sind Sie immer perfekt gekleidet. Das schlichte, schmal geschnittene Kleid tauchte etwa um 1920 auf und hat sich bis heute in seiner Schlicht- und Zeitlosigkeit erhalten. Stars wie Audrey Hepburn oder Edith Piaf verhalfen ihm einige Jahrzehnte später zu Weltruf.
- Der Trenchcoat, ein Regenmantel aus leichtem Stoff wie Popeline und Gabardine, kann Sie praktisch rund ums Jahr begleiten. Erfunden hat ihn Thomas Burberry, der Begründer des gleichnamigen Modelabels. Ein Trenchcoat von Burberry gilt als Nonplusultra der klassischen Mode, was sich leider auch in seinem exorbitanten Preis niederschlägt. Immerhin können Sie diesen Klassiker jahrzehntelang tragen – und man wird Sie zutiefst darum beneiden.
- Das Hemdblusenkleid, der Klassiker mit sportlichem Charakter, passt sich, was Farbe, Länge und Details betrifft, nur den ganz großen Trendwenden an. Seinem Grundschnitt

bleibt es seit Jahrzehnten treu verbunden. Mit ein, zwei Hemdblusenkleidern in zeitlosen Farben wie Schwarz, Grau oder Weiß im Kleiderschrank sind Sie immer dann gut angezogen, wenn dezenter Chic gefragt ist.

- Der Kaschmirpullover, der mollig warme Dauerbrenner der zeitlosen Mode, passt zum sportlichen Stil genauso gut wie zum klassischen. Wie nur wenige wärmende Kleidungsstücke strahlt er eine gewisse Eleganz aus, die sich mit einem schicken Gürtel noch unterstreichen lässt.

Was Sie aus Ihrem Kleiderschrank verbannen sollten

Wenn Sie über 40 sind, sollten Sie Ihren Kleiderschrank inspizieren und sich von manchem Kleidungsstück trennen. Geben Sie das Aussortierte in die Kleidersammlung, verschenken oder verkaufen Sie es. Hier die Raus-damit-Kandidaten, die alle unter die Kategorie »Macht Sie um zehn Jahre älter und Ihre Figur nicht besser« fallen.

- Miniröcke – fallen unter die Rubrik »hinten hui, vorne pfui«, auch wenn Ihre Figur noch wie dafür geschaffen ist.
- Hosenröcke – viel zu bieder.
- Plissierte Röcke – viel zu altbacken, lassen Po und Hüften breiter wirken.
- Teller- und Rüschenröcke – dieselbe Rubrik wie Miniröcke.
- Bauchfreie Shirts oder Tops – fallen ebenfalls unter Minirock-Rubrik.

- T-Shirt mit Beschriftungen jedweder Art – in Ihrem Alter kennen Sie garantiert bessere Wege, Witz zu zeigen oder Bekenntnisse abzulegen.
- Schneiderkostüme, in denen Sie aussehen wie eine altbackene Oma.
- Hosen, die Problemzonen unterstreichen, z. B. Hüfthosen (auch Jeans), weil der Bauch oder Speckröllchen darüberhängen, eng anliegende Hosen aus weichem Stoff, weil sie jedes Pölsterchen auf dem Präsentierteller servieren.
- Lederhosen, in denen Sie wie eine Rockerbraut aussehen.
- Schlabberhosen – ihnen fehlt jeglicher Schick, außerdem wirken Sie darin dicker, als Sie sind.
- Tops mit Spaghettiträgern und Achselshirts – sie rücken Wülste seitlich des Busens ins Blickfeld.
- Blusen mit Puffärmeln, Schleifenkragen, Rüschen oder gesmokter Taille – wirken altbacken und machen keine gute Figur.
- Eng anliegende oder voluminöse Pullover – die einen offenbaren, die anderen verdecken zu viel.

Seien Sie modebewusst

Jetzt haben Sie so viel gelesen, was Sie alles nicht tun sollten, und bekommen vielleicht den Eindruck, in langweiligen klaren Linien und klassischem Outfit unterzugehen. Ganz im Gegenteil, schließlich hat jede Medaille zwei Seiten: Die eine rät Ihnen, manches den Jungen zu überlassen, weil es alles Mögliche, nur keinen Anti-Aging-Effekt mit sich bringt. Auf der anderen Seite steht die aktuelle Mode, die Sie in der Tat durchforsten sollten, um Kleidungsstücke zu finden, die zu Ihrem neuen Erscheinungsbild passen. Manchmal müssen Sie allerdings Kompromisse eingehen, um Modisches für Sie tragbar zu machen. Auf Details von Trends einzugehen, hilft an dieser Stelle nicht viel, da sie sich ständig wandeln und zu vielfältig sind. Aber einige Beispiele, an denen Sie erkennen, worum es im Prinzip geht, können durchaus genannt werden.

Leggings: Auf den ersten Blick mögen sie zu den eng anliegenden Hosen gehören, die unseren »Speck« offenbaren. Doch sie kommen immer wieder in Mode und sind sehr bequem. Und jetzt der Kompromiss: tragbar bis zu Kleidergröße 42, bei nicht allzu stämmigen Waden und in Schwarz oder einer gedeckten Farbe (grelle Farben sind 25-Jährigen vorbehalten). Darüber können Sie eine Tunika oder ein ausgestelltes, locker fallendes kurzes Kleid, z. B. aus Seide, tragen – je edler der Stoff, umso besser. Dazu tragen Sie Ballerinas oder Stöckelschuhe. Ein wenig bloßen Knöchel können Sie zeigen, aber nicht die Waden.

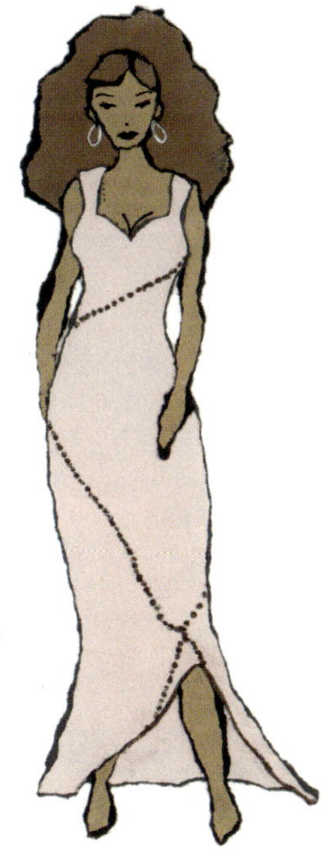

Modische Kleider: Anprobieren geht über ängstliches Zögern. In dem Spektrum von Modellen, die fast wie eine zweite Haut an Ihnen kleben, und der Flucht in den Kartoffelsack kristallisiert sich meistens etwas heraus, das zu Ihnen passt. In einer Saison kann das schwieriger sein als in der nächsten. Vergessen Sie dabei die möglichen Kompromisse nicht. Ihre nicht mehr ganz so taufrischen Oberarme rücken Sie in einem Kleid mit Spaghettiträgern zwar zu sehr ins Rampenlicht. Doch in Kombination mit einer durchscheinenden Bluse darüber steht Ihnen das Objekt Ihrer Begierde vielleicht ausgezeichnet.

Modische Westen und Jacken: Was Herrenanzüge langweilig abrundet, können Sie ohne Jackett über der Bluse tragen: Westen. In einer Kombination aus Hemdbluse und modischer Weste sehen viele Frauen sehr sexy aus. Blousons haben ihre optischen Tücken, wenn Ihre Problemzone sich von der Taille bis zu den Oberschenkeln in jede Richtung ausdehnt. Wenn es Ihre Figur erlaubt, können Sie durchaus zu einer gestickten, taillenkurzen Jacke greifen. Kombinieren Sie das auffällige Stück mit Jeans oder einer gut sitzenden schwarzen Hose, nicht mit Satinhosen oder Ähnlichem. »Oben« und »unten« extravagant wäre ein Tic zu viel.

Modische Accessoires: Auch hier heißt es: anschauen, ausprobieren, mal etwas wagen, aber sich nicht vom Geschmack junger Jahre leiten lassen. Ein weißes Hemdblusenkleid bekommt mit einem geschmackvollen Ohrgehänge einen flotten Touch. Eine topmodische Tasche peppt den seriösen Hosenanzug auf, den Sie vielleicht aus beruflichen Gründen für Ihren Geschmack allzu häufig tragen müssen. Wenn Ihnen Mützen und Hüte gut stehen, eröffnen sich Ihnen dadurch viele Möglichkeiten, ein klassisches oder sportliches Outfit mit etwas Extravagantem zu krönen.

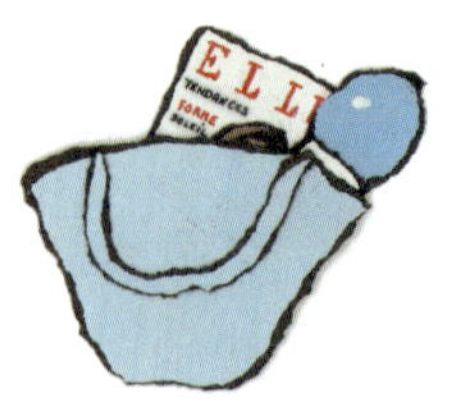

Bei der breiten Palette der fantasievollen Accessoires ist allerdings das Risiko groß, danebenzugreifen. Einen Missgriff können Sie nahezu ausschließen, wenn Sie sich sagen: Finger weg von allem, das in die Rubrik »geschmückter Weihnachtsbaum«, Disco-Look, affig oder Kinderkram fällt.

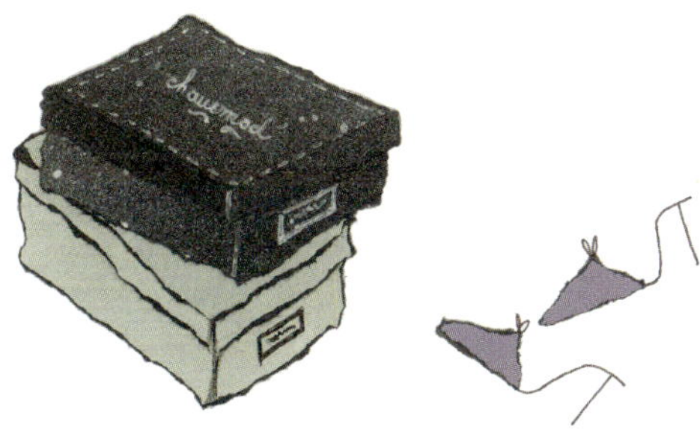

Schuhe, Schuhe, Schuhe: Gehören Sie auch zu den Frauen, die ihr Leben lang durch einen regelrechten Schuhrausch taumeln? Kein Problem! Extravaganz bei den Schuhen gleicht die Mäßigung bei der Bekleidung aus. High Heels dürfen sein – vorausgesetzt, Sie schweben wie eine Fee dahin und stöckeln nicht wackelig durch die Gegend. Ein ehrlicher Blick auf Ihr Spiegelbild sowie auf die Absätze und den Stil der Schuhe veranlasst Sie vielleicht, freiwillig einen Gang zurückzuschalten. Mit bis zu sechs Zentimetern Absatzhöhe kommen die meisten Frauen in ihrem Alltag am besten zurecht.
Stiefelletten zu Hosen sehen auch bei vielen über 40-Jährigen schick aus. Stiefel mit Absätzen? Ja, wenn die Beinform es erlaubt und der Stiefelschaft nicht bis zur Mitte der Oberschenkel reicht.

Mit all dem haben Sie nichts am Hut? Sie tragen seit Jahr und Tag bequeme Treter? Nun, Sie haben doch beschlossen, zehn Jahre jünger auszusehen – da sind Sie mit der Fußbekleidung, für die Turnschuhe Modell standen, nicht auf dem richtigen Weg, Freizeitaktivitäten ausgenommen. Gehen Sie an die Regale, in denen Pumps, Ballerinas und alle möglichen anderen Modelle stehen, die den Begriff »Damenschuh« verdienen. Dort finden Sie Bequemes, gepaart mit Chic.

Vermeiden Sie den Komplett-Look

Auch wenn Sie zum Beispiel den Stil einer besonderen Marke ganz besonders mögen, sollten Sie nicht auch noch die entsprechende Tasche, Uhr, Brille, Schmuck etc. tragen. Normalerweise ist man mit 40 doch darüber hinaus, als wandelnde Werbung für ein Logo herumzulaufen, oder?

Ein kleines Fazit

Drei Monate lang sind Sie völlig neue Wege gegangen, die Ihnen bestimmt nicht immer leicht fielen. Sie haben abgenommen und Ihrem Körper – im wahrsten Sinn samt Haut und Haaren – mehr Aufmerksamkeit geschenkt. Sie kleiden sich mit Vergnügen in einem möglicherweise total veränderten Stil. Sie sehen sich mit neuen Augen. Sie fühlen sich vital und wahrscheinlich auch um einiges gesünder. Sie haben sich mit sich selbst versöhnt und messen sich nicht krampfhaft mit den Jungen, sondern stellen fest, wie Sie auf Ihre ganz eigene Weise eine Jugendlichkeit ausstrahlen, die Ihnen ein wunderbares Kompliment einbringt: »Beneidenswert, Du siehst ja zehn Jahre jünger aus!«

Haben Sie vor drei Monaten ein »Vorher-Foto« aufgenommen? Nun, jetzt ist die Zeit für das »Nachher-Foto« gekommen. Vergleichen Sie die beiden Fotos und staunen Sie über die Unterschiede. Lassen Sie Ihre Leistung nicht nur einmal, sondern wieder und wieder Revue passieren, um sich selbst zu bestätigen: Das war und ist mein Weg. Genießen Sie ihn – jetzt und in Zukunft!

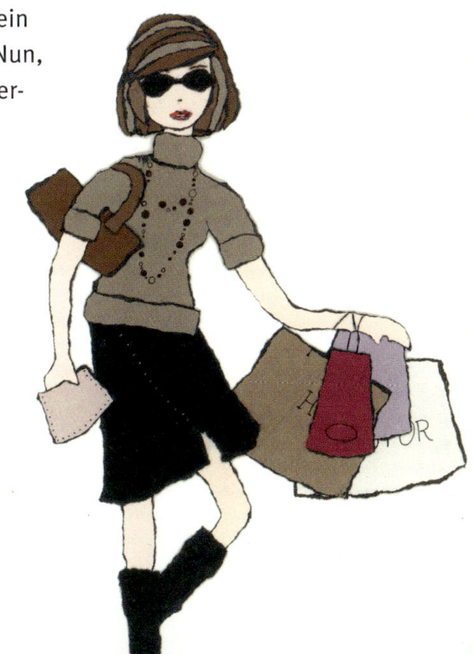

Anhang

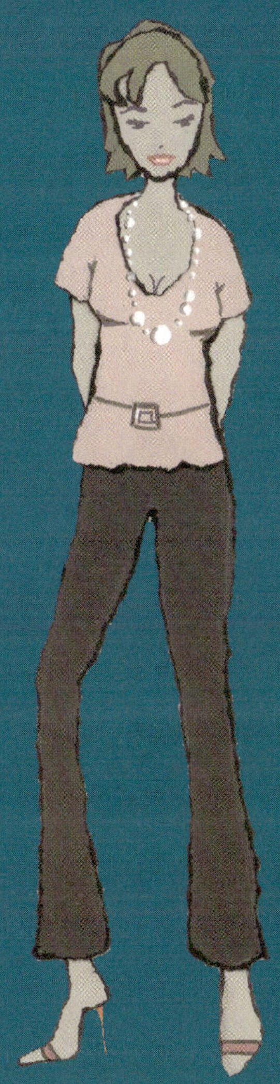

Ernährungs-tagebuch

Beginnen Sie mit den Eintragungen eine Woche vor Beginn der Diät. So kommen Sie Problemen leichter auf die Spur.

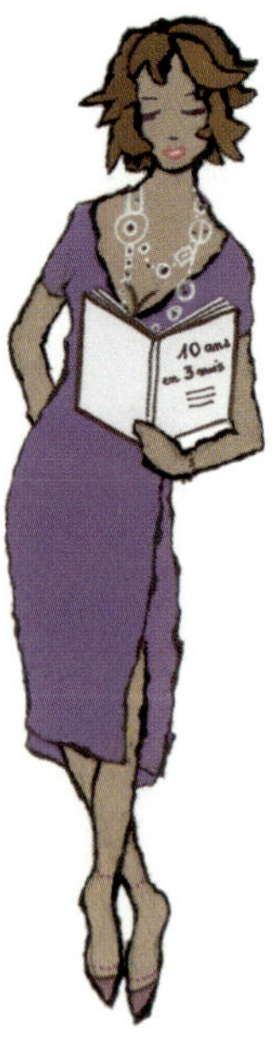

MONTAG

Frühstück

Vormittags

Mittagessen

Nachmittags

Abendessen

Nach dem Abendessen

DIENSTAG

Frühstück

Vormittags

Mittagessen

Nachmittags

Abendessen

Nach dem Abendessen

MITTWOCH

Frühstück

Vormittags

Mittagessen

Nachmittags

Abendessen

Nach dem Abendessen

DONNERSTAG

Frühstück

Vormittags

Mittagessen

Nachmittags

Abendessen

Nach dem Abendessen

FREITAG

Frühstück

Vormittags

Mittagessen

Nachmittags

Abendessen

Nach dem Abendessen

SAMSTAG

Frühstück

Vormittags

Mittagessen

Nachmittags

Abendessen

Nach dem Abendessen

SONNTAG

Frühstück

Vormittags

Mittagessen

Nachmittags

Abendessen

Nach dem Abendessen

Maß- und Gewichtskontrolle

Datum (alle 14 Tage ausführen)					
Gewicht					
Umfang Oberarme					
Taillen-umfang					
Bauch-umfang					
Hüft-umfang					
Gesäß-umfang					
Umfang Ober-schenkel					

Diättagebuch

Beginn der Diät am: ....

Ich möchte ... kg abnehmen: ....

Mein BMI bei Beginn der Diät: ....

Mein BMI nach 1 Monat: ....

Mein BMI nach 2 Monaten: ....

Mein BMI nach 3 Monaten: ....

Meine schönsten Momente

im 1. Monat: ....

....

....

im 2. Monat: ....

....

....

im 3. Monat: ....

....

....

Bemerkenswerte Veränderungen: ……………………………………

……………………………………………………………………

……………………………………………………………………

……………………………………………………………………

……………………………………………………………………

Neue Freuden (die alten Jeans passen wieder, kann wieder einen Bikini tragen usw.): ……………………………………

……………………………………………………………………

……………………………………………………………………

……………………………………………………………………

……………………………………………………………………

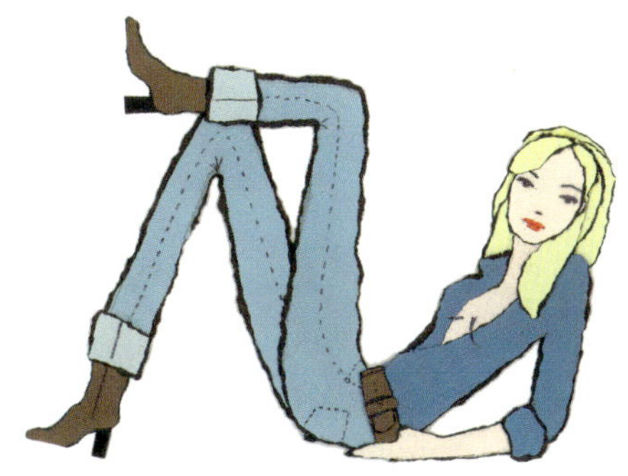

Erfolgskalender: In 3 Monaten 10 Jahre jünger

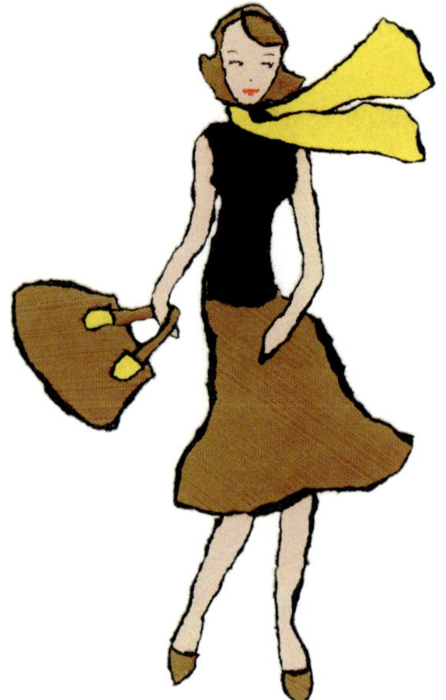

1. MONAT

Das habe ich verändert ...

....

....

....

....

....

... Figur

....

....

....

....

....

... Energie und Vitalität

....

....

....

....

....

... Aussehen
(Kleidung und Schönheitspflege)

....

....

....

....

....

2. MONAT

Das habe ich verändert ...

... Figur

... Energie und Vitalität

... Aussehen
(Mode und Kosmetik)

3. MONAT

Das habe ich verändert ...

... Figur

... Energie und Vitalität

... Aussehen
(Kleidung und Schönheitspflege)

Drei Monate liegen zwischen diesen beiden Fotos

Datum: ....

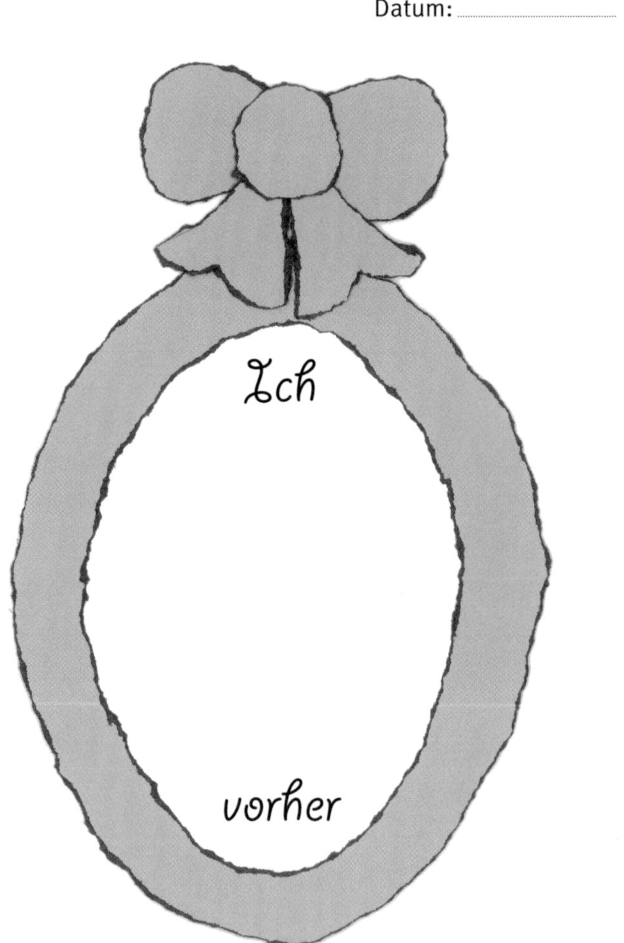

Diät, Steigerung der Energie und Vitalität, Veränderungen der Kleidung und Schönheitspflege haben aus mir eine neue Frau gemacht.

Datum: ....

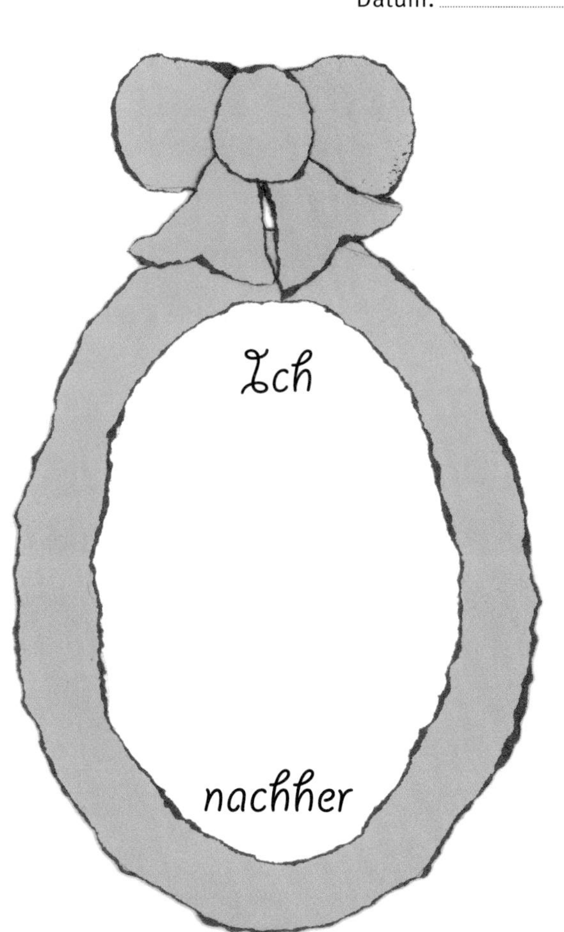

Dank der Autorinnen

Wir danken der Tanz- und Gymnastiklehrerin Christine Guénier für ihre fachliche Unterstützung sowie den Ärzten Raj Kanodia, Lloyd Greig, Nicolas Rygaloff, Éric Sayag, Eve Laure Maugis, Virginie Benhamour und Eric Allouch für ihre fachliche Beratung.

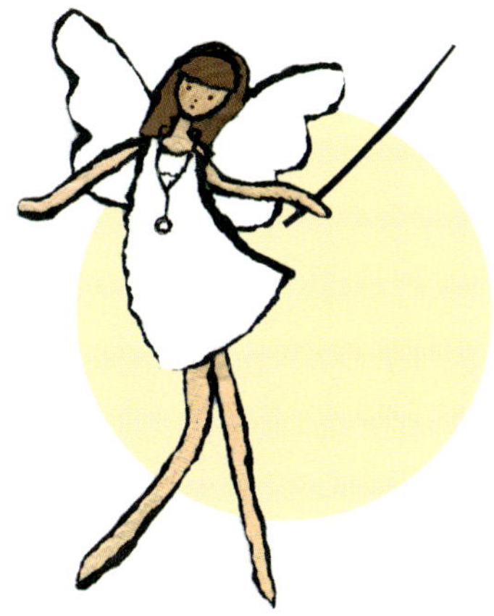

Sachregister

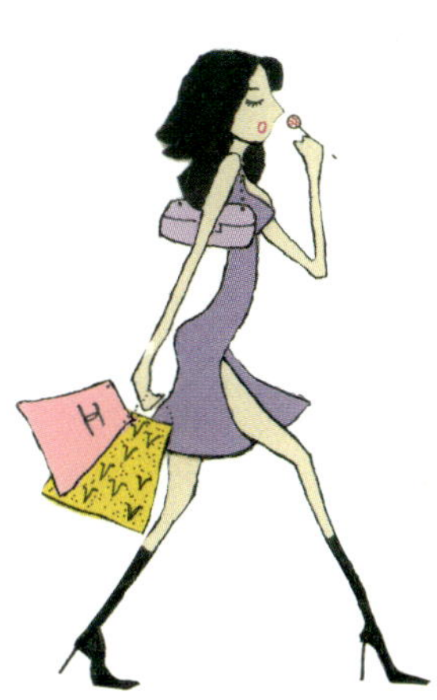

Rezeptregister

In Klammern die Phase, in der die Rezepte passen (1, 2, oder 3 oder S = Stabilisierung).
Ohne Angabe: Für die leichte Küche

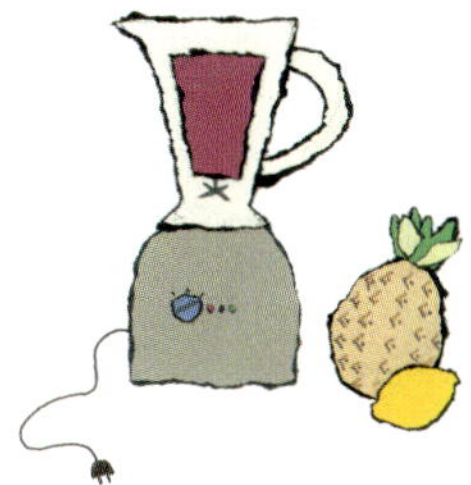